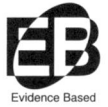
Evidence Based

不安障害の臨床心理学

坂野雄二・丹野義彦・杉浦義典──[編]

東京大学出版会

Clinical Psychology of Anxiety Disorder
(Evidence-based Clinical Psychology, 3)
Yuji SAKANO, Yoshihiko TANNO, and Yoshinori SUGIURA, editors
University of Tokyo Press, 2006
ISBN 4-13-011120-5

不安障害の臨床心理学・目　次

第1章　はじめに：不安障害の臨床心理学
……………………………………丹野義彦・杉浦義典・坂野雄二　1

1. 不安障害とは何か　1
2. 本書の特徴　2
3. 本書の目的と構成　6

第1部　不安障害の臨床研究

第2章　パニック障害の認知行動療法 ……………陳　峻雯　13

1. パニック障害　13
2. パニック障害の治療　15
3. パニック障害に対する集団認知行動療法　23
4. 今後の課題　26

第3章　強迫性障害 …………………………………堀越　勝　37

1. はじめに　37
2. 強迫性障害についての理解　38
3. 強迫性障害に対する介入　43
4. まとめ　50

第4章　社会恐怖／社会不安障害 …………………原井宏明　55

はじめに　55
1. 日本と諸外国の研究の動向　55
2. まとめと将来の方向性　65
3. 最後に：日本の問題　69

第5章 外傷後ストレス障害（PTSD） ……………市井雅哉 75

1. 外傷後ストレス障害（PTSD）とは？　75
2. PTSD の診断とその周辺　75
3. PTSD の治療ガイドライン　78
4. PTSD に有効な治療間の比較　83
5. EMDR の治療事例　87
6. おわりに　96

第6章 特定の恐怖症 ……………………………………岩永　誠 109

1. 診断基準と有病率　109
2. 特定の恐怖症の病型とその特徴　111
3. 恐怖症の形成モデル　114
4. 恐怖の低減と情動処理　119
5. おわりに　121

第7章 子どもの不安障害 ………………………………石川信一 135

1. 児童の不安障害の概念と有病率　135
2. 児童の不安障害に対する治療法　136
3. 日本における児童の不安障害の研究動向　140
4. 今後の課題　148

第2部　不安研究の展開

第8章 不安と抑うつ ……………………………………福井　至 157

1. はじめに　157
2. 感情状態からみた不安と抑うつ　158
3. 症状からみた不安と抑うつ　160
4. 診断分類からみた不安と抑うつ　162
5. 薬物療法からみた不安と抑うつ　163
6. 不安障害とうつ病性障害に関する3構造モデル　164

7. 認知行動モデルからみた不安と抑うつ　165
  8. おわりに　170

第9章　不安と身体症状 ················· 鈴木伸一　175

  1. 不安と身体症状　175
  2. 心気症　177
  3. ストレス関連障害　182
  4. 身体疾患に伴う不安　186

第10章　不安とストレス対処 ················· 杉浦義典　193

  1. ストレス対処は不安障害の理解にどのように役立つか　193
  2. 回避も接近も不安を増強する　193
  3. 症状固有の対処方略　196
  4. 不安を低減する対処方略とは　198
  5. マインドフルネスの可能性　200
  6. おわりに　203

あとがき ················· 杉浦義典・丹野義彦・坂野雄二　215

コラム　不安障害の心理療法・

  1　認知療法　井上和臣　30
  2　グループ認知行動療法　古川壽亮　33
  3　EMDR　市井雅哉　102
  4　ストレス免疫訓練　嶋田洋徳　105
  5　エクスポージャー法　飯倉康郎　125
  6　自己開示法　佐藤健二　128
  7　バーチャルリアリティ療法　宮野秀市　131
  8　子どもの不安障害に対する認知行動療法
　　　佐藤容子・佐藤正二　152
  9　問題解決療法　金井嘉宏・大澤香織　207
 10　リラクセーション法　坂入洋右　211

第 1 章

はじめに：不安障害の臨床心理学

丹野義彦・杉浦義典・坂野雄二

1. 不安障害とは何か

　不安は，人間存在の本質ともいわれ，フロイトの精神分析理論でも中心的な位置を占めていた．病的な不安はかつて「神経症」（ノイローゼ）と呼ばれていた．しかし，近年，研究がすすむにつれて，神経症は別々のメカニズムをもった雑多な障害の集まりであることがわかってきた．神経症の名称は使われなくなり，「不安障害」という名称が使われるようになった．不安障害には，恐怖症，パニック障害，全般性不安障害，強迫性障害，外傷後ストレス障害（PTSD）や急性ストレス障害が含まれる．

　特定の対象を恐れるものは，「恐怖症」と呼ばれている．現代の診断体系では，広場恐怖（逃げられない場所をさける），特定の恐怖症（蛇，高所，水などが怖い），社会恐怖（対人的な場面を恐れる）に分けられる．恐怖症は恐れている対象が明確だとされているが，必ずしもその対象自体が怖いわけではない．例えば，広場恐怖は，次に述べるパニック障害に伴うことが多く，発作が起きたときに助けがえられない場所に行くことが怖くなる．よって「広場」恐怖というよりも，外出恐怖といった方がよいかも知れない．社会恐怖は人間そのものが怖いというよりも，人前で注目されたり，恥をかいたりすることを恐れている．

　かつて「不安神経症」と呼ばれたものは，動悸や息切れなどの強烈な身体症状を伴った発作的な不安が起きるものと，慢性的な不安が持続するものとがある．現代では，前者は「パニック障害」，後者は「全般性不安障害」と呼ばれる．不安神経症は，恐怖症と異なり，恐れている対象が明確でないとされていた．しかし，パニック障害では，動悸がしたときに「心臓発作で死ぬのではな

いか」と考えて怖くなる，といったように身体的な破滅を恐れている場合が多い．また，全般性不安障害は焦点のはっきりしないというよりも，生活上のあらゆること（学業，人間関係，金銭，など）について心配になることが特徴である．いずれも恐れている対象は明確である．

奇妙な雑念がしつこく浮かんだり，特定の行動を儀式のように繰り返したりすることは「強迫性障害」（OCD）と呼ばれる．その奇妙な行動特徴から，精神病（統合失調症）と関連すると考えられることもあったが，現在では不安障害の中に位置付けられている．

その他，心的外傷（トラウマ）に関連したものとして，「外傷後ストレス障害（PTSD）」や「急性ストレス障害」がある．これらは，戦争，犯罪被害，災害といったトラウマを体験したあとに，その記憶が鮮明によみがえるフラッシュバックなどの症状に苦しめられるものである．

2. 本書の特徴

近年ではパニック障害やPTSDという用語はすっかり定着した．テレビドラマの登場人物がOCD（強迫性障害）という言葉を口にするシーン（ただし誤用）に苦笑したこともある．パニック障害という言葉が普及する以前は，クライエントは循環器科や呼吸器科をたらい回しにされていたかもしれない．また，OCDという言葉が普及する以前は，自分の状態が治療の対象となることも知らず隠れて苦しんでいただろう．

神経症は，フロイトの理論でも中心的な位置を占めていたが，不幸にもこのために不安障害の理解や介入を妨げてしまったのである．近年，不安障害の理解や介入の研究は急激に進んだ．本書は，このような最先端の臨床心理学の姿を示すために編まれた．本書の特徴は，以下の4点にまとめることができよう．

DSMの体系に基づいた理論と介入

現在の代表的な診断基準は，アメリカ精神医学会による精神障害の分類と診断の手引き（Diagnostic and Statistical Manual of mental disorders；DSM）である．DSMには利点と欠点がいろいろあるが，それらを比較して利点が欠点を

第1章　はじめに：不安障害の臨床心理学　　　　3

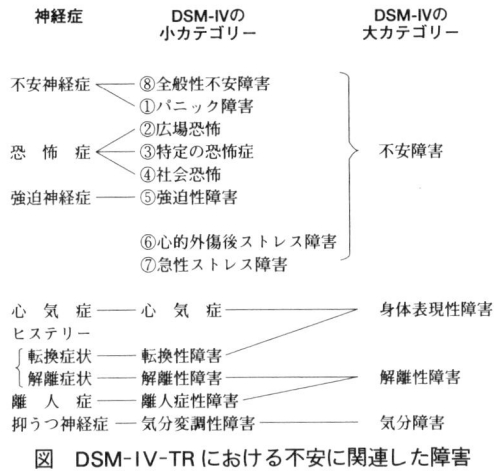

図　DSM-IV-TRにおける不安に関連した障害

上回ると判断できるので，本書では，診断や名称はDSMに従うことにする（丹野，2002）．DSMは何回か改訂されており，最新版は第4版のテキスト改訂版（text revision）である（DSM-IV-TR；American Psychiatric Association, 2000）．かつての神経症の多くは，DSM-IV-TRでは不安障害に含まれる．これを図に示す．本書では，これらのうち，代表的なパニック障害（第2章），強迫性障害（第3章），社会恐怖／社会不安障害（第4章），外傷後ストレス障害（第5章），特定の恐怖症（第6章）をとりあげた．

「神経症」は，不安障害以外のカテゴリーにも含まれている．身体表現性障害のうち，心気症は，健康不安とも呼ばれ，実質的には不安障害として扱われている（Wells, 1997）．本書では第9章で取り上げた．第9章ではさらに広く不安やストレスと身体疾患の関連を扱っている．身体表現性障害では，身体醜形障害は社会不安障害や強迫性障害などとも共通する部分がある．解離性障害は，（心的）外傷後ストレス障害や急性ストレス障害との関連が指摘されている（第5章）．気分障害は，うつ病性の問題であり不安障害とは区分されるが，不安障害との併発（comorbidity）が高い．第8章では不安と抑うつの関連についての考察がなされている．さらに，以上の不安障害はおもに成人を対象としているが，第7章では，子どもの不安障害を取り上げた．

実証（エビデンス）にもとづく実践

　世界の臨床心理学のスタンダードは「実証にもとづく実践」（evidence-based practice）である（丹野，2001）．これまで臨床家個人の経験と勘に頼っていたことを反省し，客観的に証明されたエビデンス（実証）にもとづいて治療介入をおこなっていこうとする現場での運動である．実証にもとづく実践においては，操作的な診断基準（多くはDSM）や標準化されたアセスメント技法を用いて，治療効果を客観的に確かめながら治療介入を行う．効果のない治療介入をそのまま続けることは意味がない．また，治療効果研究によって臨床技法を吟味する．無作為割りつけ対照試験（Randomized Controlled Trial：RCT）がもっとも強力な効果研究のデザインである．RCTとは，ある介入を行う群と対照群とにランダムに対象者を割り付ける実験方法である．さらに，効果研究の結果（エビデンス）を系統的に収集・統合して配信する．一定の基準で各々の研究における効果の大きさ（effect size）を数量化して，複数の研究を統合するメタ分析という手法が用いられている．RCTによる効果研究や，メタ分析は本書の随所で登場する．

　アメリカ心理学会（American Psychological Association：APA）の臨床心理学部会では，1993年に「心理的手続きの向上と普及のためのタスクフォース」を立ち上げて，効果研究を評価する作業を開始した．その結果，1995年には「十分に確立された介入法」18種類，「おそらく効果がある介入法」7種類がリストされた．1998年の改定では合計71の介入法がリストアップされている（Chambless, et al., 2001）．2001年にはこれは145に増大している（Chambless & Ollendick, 2001）．こうしたガイドラインにおいては，効果的な介入法としては，認知行動療法が多くを占めている．一方，伝統のある精神分析に基づく心理療法はほとんど含まれていない．

　ひるがえってわが国の臨床心理学の実状はどうだろうか．わが国では，実証にもとづく実践という考え方は稀薄であり，世界の潮流から取り残されている．実証にもとづいて臨床活動をおこなうことは臨床心理士の基本的な倫理のひとつである．治療効果が客観的に証明されない心理療法を用いることはプロとして倫理的に許されることではない．また，クライエントに対して「これからおこなう治療にはこのような効果がある」と明らかにすることは，インフォーム

ド・コンセントの観点からいっても当然のことだろう．また，治療の費用を負担する政府に対しても，治療効果を客観的に示すことが求められる．そこで，日本に実証にもとづく実践を定着させるために，本叢書「実証にもとづく臨床心理学」が企画された．日本の臨床心理学において，真に有効な心理実践を考えることが，本叢書の目的である．

認知療法と行動療法

認知行動療法は，ワトソンが示した恐怖の条件付けやベックの認知理論が創造的に発展することで，パニック障害や強迫性障害のような直感的には理解しがたい病理にも適用されてきたものである．行動療法では，不安（障害）を古典的条件付けとオペラント条件付けによって獲得・維持されるものと見なす（第2章，第6章参照）．恐怖の対象に直面させるエクスポージャー（曝露療法）が代表的な介入技法である（コラム5）．認知療法では，出来事を過剰に否定的に理解してしまう認知傾向が不安や抑うつを引き起こすと考え，そのような認知の根拠を系統的に検討することで，否定的な考え方を修正することを目指している（コラム1）．

認知行動療法の背景には，社会心理学や認知心理学における不安研究の蓄積もある．例えば，テスト不安の研究は，テスト中に生じる侵入思考がパフォーマンスを妨げることを示し，不安の認知的な理解への道を開いた．また注意や記憶に関する実験的研究は，不安障害に特有の否定的（破局的）思考の発生と維持のメカニズムを明らかにした．さらに，対人不安の研究は自己意識と不安との関連を明らかにした．情動の神経科学も不安研究とは不可分である．『エモーショナル・ブレイン』の著者であるLeDoux（1996）は，恐怖条件付けを主要な研究手段としている．

生物・心理・社会モデル

昨今の臨床心理学の特徴の一つは，生物・心理・社会の統合モデルである．これは，心理的な問題を考えるときも，それが生じる生物学的基盤や，社会的背景も考慮することである．研究面では生物学者・心理学者・社会学者の共同を重視すること，臨床面では医師（薬物療法）――心理士（心理的介入）――ソ

ーシャルワーカー（社会的介入，ストレス状況の改善）がお互いの専門性を尊重しつつ共同することを強調する．これは，様々な学問分野からのアプローチによって細分化された人間の姿を，再統合する試みともいえるだろう．本書では，薬物療法との関係や，認知モデルの背景として随所に脳科学の知見が登場している．不安や認知モデルはもともと脳科学との相性が良いようである．一方，社会的視点については，集団認知行動療法や家族療法が登場している．また，PTSD については，トラウマとなる出来事を巡る訴訟と治療介入との関連も議論されている（コラム 3）．

3. 本書の目的と構成

　以上のような姿が，世界の最先端を行く臨床心理学である．しかし，それが実際に臨床家や研究者に普及しなければ，不安障害に苦しむ人が恩恵を被ることは出来ない．先進国の日本が，臨床心理学においては世界標準から遠く隔たっている．このギャップを何とか埋めなければならない．しかしすでにその胎動はある．確実に変化しつつある状況をもっとも象徴するのは，2004 年 7 月に神戸で開催された世界行動療法認知療法会議（WCBCT 2004）であろう．WCBCT は，認知行動療法に関する最大の国際学会で，3 年に 1 回開かれる．1995 年のデンマーク，1998 年のメキシコ，2001 年のバンクーバーに続くのが神戸大会である．

　神戸大会は，1400 名の参加者を迎え，日本での心理学関係の国際学会としては史上 3 番目の規模になるなど大盛況に終わった．この大会の成功により，わが国にも，実証にもとづく実践や認知行動療法が広く知られるようになった．この流れをもっと加速したいという願いが本書執筆の原動力となっている．

　本書の特徴をまとめると，次のようになるだろう．

　第 1 に，執筆者はすべて不安研究や臨床の第一線で活躍されている方である．

　第 2 に，世界標準を視野に入れた高度な内容をめざしたことである．新しい動向を伝えるために，各執筆者による最新の研究成果を紹介していただいた．

　第 3 に，基礎研究と臨床研究のバランスを考慮したことである．各章は，不安に関わる諸問題について，理論的研究，治療実践，効果研究にわたって論じ

られている．さらに，コラムとして基本的なものから最新のものまで各種の介入法を紹介した．

本書は2部構成をとる．第1部では，各種の不安障害について，理論と介入を論じた．第2章「パニック障害の認知行動療法」では，陳峻雯がパニック障害と広場恐怖の認知行動療法（以下CBT）について述べている．不安感の破局的解釈を重視するClarkの認知理論や，広場恐怖の条件付けモデルに基づいたCBTは，エクスポージャー，認知的再構成法，呼吸訓練，リラクセーション訓練などからなる．さらに，コスト削減と治療への動機づけの向上をねらった陳自身の集団認知行動療法の効果も提示されている．常に発展を続ける「実証にもとづく実践」の心意気がよく現れた力作である．

第3章「強迫性障害」では，堀越勝が強迫性障害の臨床について述べている．引き金，強迫観念，不安，強迫行為という4つの部分に分けて，症状や技法を紹介している．心理療法には多くの種類があり，CBTだけでも多様な技法を含む．それを，この4つの部分に分けて整理することで治療技法の相違が分かりやすく説明されている．最先端の臨床実践から導かれた深い洞察である．さらに，強迫性障害と類似の障害（チックなど）との関連や，強迫性障害の中のサブタイプといったトピックも扱っている．

第4章「社会恐怖／社会不安障害」では，原井宏明が社会恐怖（社会不安障害）の研究動向を，包括的にレビューしている．わが国でも，「対人不安」への興味は高いが，このレビューでは，社会不安障害の研究は特に1990年以降のアメリカが，認知理論やSSRIを武器にリードしていることが分かった．また，多くの研究で用いられる尺度や，多様な理論モデルの存在も示されていた．散発的に先行研究をみるだけでは分からない，社会不安障害研究の到達点と今後の方向性が説得力をもって示されている．これぞ「実証にもとづく実践」という論文である．

第5章「外傷後ストレス障害（PTSD）」では，市井雅哉が外傷後ストレス障害（PTSD）について述べている．まず，診断について虐待との関連も踏まえ，うつ病，解離性障害，人格障害も含めたトラウマスペクトラムの考えが提示される．続いて，治療効果のエビデンスについて，とりわけEMDRの有効性について述べられている．知名度の割に具体的な方法が知られていない

EMDRについて，詳細な事例の提示を通じてメカニズムの考察がなされている．認知行動療法とも異なった新しい介入を提示する論考である．

第6章では，岩永誠が「特定の恐怖症」について述べている．不安の条件付け理論の原点ともいえる特定の恐怖症は，意外にも国内の研究は少ない．まず，疫学データや診断について述べた後，認知論的パブロフ型条件付けと準備性学習の理論が紹介される．最後に，エクスポージャーとの関連で，Foa & Kozakの情動処理モデル（記憶のネットワーク理論を恐怖の理解に応用）の効用と限界が論じられている．この章を読めば，不安障害の理論の基盤にある学習理論の展開がよく理解できる．

第7章「子どもの不安障害」では石川信一が，子どもの不安障害について述べている．成人を中心に発展した理論が子供にも適応できるのかは実証的に検討しなければならない課題である．まず，診断について，分離不安障害，社会恐怖，全般性不安障害（過剰不安障害）の鑑別の難しさが指摘される．また，アセスメントを巡っては，不安症状を示す子どもは，問題行動は示さないということも指摘されている．つまり，外からみているだけではその子どもの苦悩が見過ごされがちなのである．最後に，児童期の各種の不安障害に共通する要因としての認知の誤りや否定的自己陳述の役割を示した石川自身の実証的モデルが示されている．この研究の特徴は，日本の子どもにあうような認知のアセスメントの自作からはじめている点である．冒頭で提示された，診断やアセスメントの問題に的確に応えている．

第2部では，不安をめぐる理論的な問題や，身体症状との関連が議論されている．第8章「不安と抑うつ」では，福井至が不安と抑うつとの関連と相違を説明するモデルを提出している．不安障害と気分障害は別個のものとされるが，質問紙で測定すると両者の相関は極めて高くなってしまう．福井は，自らの開発した質問紙によって，不安（もっぱら否定的感情）と抑うつ（肯定的感情の低さ）を弁別できることを示している．さらに，不安と抑うつそれぞれに特有な認知および共通する認知的特徴に関するモデルを提唱している．多くの研究者にとっての難問を解決してくれる，充実した読後感がある．

第9章「不安と身体症状」では，鈴木伸一が不安と身体症状について扱って

いる．まず，身体表現性障害のひとつ心気症（健康不安）についての認知モデルと認知行動療法を説明した．続いて，身体に及ぼすストレスの影響や，身体疾患の患者におけるストレスについて扱っている．狭義の不安障害に止まらず，広く医療現場で，不安への対応が必要なことが示された．心療内科や心身医学といった分野との関係がよく分かる論考である．

第10章「不安とストレス対処」では，杉浦義典が不安障害に及ぼす対処方略の影響を論じている．まず，回避的ー接近的といった区分は不安障害の理解にあまり有用でないこと，また各種の不安障害に特有の方略（強迫行為など）が病理に及ぼす影響の重要性を論じた．そのうえで，効果的な対処の性質を考察している．

さらに，基本的なものから最新のものまで計10個の治療技法について解説したコラムを設けた．

認知療法（井上和臣；コラム1），
グループ認知行動療法（吉川壽亮；コラム2），
EMDR（市井雅哉；コラム3），
ストレス免疫訓練（嶋田洋徳；コラム4），
エクスポージャー法（飯倉康郎；コラム5），
自己開示法（佐藤健二；コラム6），
バーチャルリアリティ療法（宮野秀市；コラム7），
子どもの不安障害に対する認知行動療法（佐藤容子・佐藤正二；コラム8），
問題解決療法（金井嘉宏・大澤香織；コラム9），
リラクセーション法（坂入洋右；コラム10）．

なお，議論をかみ合わせるために，各章は概ね以下のような構成をとっている．どの項目に重点を置くかについては執筆者によって幅を持たせてある．

a）その分野の世界的動向と日本の現状．
b）各執筆者の研究紹介．
c）研究を臨床にどう生かすか（基礎研究をどう現場に生かすか，援助や治療にどう生かせるか）．
d）日本の不安研究にはどのような問題点があり，これからの研究には何が必要か．

本書は，不安障害に関わる臨床家，研究者をはじめ，修士論文や卒業論文を執筆する学生など多くの人が手にとっていただければ幸いである．平易な入門

書や認知行動療法のビデオ教材と併用すれば，学部レベルのテキストとしても利用可能であろう．臨床心理学の現代化のためには学部教育の段階から変えていく必要がある．精神分析や投影法の解説が続き，認知行動療法の説明は数行程度というテキストでは明日の専門家は育たない．本書が，わが国の不安研究の一里塚となることを期待している．

American Psychiatric Association 2000 *Diagnostic and statistical manual of mental disorders*. 4th ed., text revision (DSM-IV-TR). Washington, D.C.: Author. 高橋三郎・大野裕・染矢俊幸訳 2002 DSM-IV-TR：精神疾患の診断・統計マニュアル．医学書院．なお以下本文では特に書誌は挙げない．

Chambless, D. L., Baker, M. J., Baucom, D. H., Beutler, L. E., Calhoun, K. S., Crits-Christoph, P., Daiuto, A., DeRubeis, R., Detweiler, J., Haaga, D. A. F., Johnson, S. B., McCurry, S., Mueser, K. T., Pope, K. S., Sanderson, W. C., Shoham, V., Stickle, T., Williams, D. A., & Woody, S. R. 1998 Update on empirically validated therapies II. *The Clinical Psychologist*, 51, 3-13.

Chambless, D. L. & Ollendick, T. H. 2001 Empirically supported psychological interventions: Controversies and evidence. *Annual Review of Psychology*, 52, 685-716.

LeDoux, J. 1996 *Emotional brain: The mysterious underpinning of emotional Life*. 松本元ら（訳）2003 エモーショナル・ブレイン：情動の脳科学．東京大学出版会．

丹野義彦 2001 実証にもとづく臨床心理学．下山晴彦・丹野義彦（編）講座臨床心理学1：臨床心理学とは何か．東京大学出版会．

丹野義彦 2002 異常心理学の成立に向けて．下山晴彦・丹野義彦（編）講座臨床心理学3：異常心理学Ⅰ．東京大学出版会．

Wells, A. 1997 *Cognitive therapy of anxiety disorder*. Chichester, England: Wiley.

第1部

不安障害の臨床研究

第 2 章

パニック障害の認知行動療法

陳　峻雯

1. パニック障害

　パニック障害の主な症状は，パニック発作に始まり，予期不安と回避行動（広場恐怖）の形成・維持，そして，二次的症状，あるいは自然経過としての抑うつ反応といった一連の症状群として理解することが可能である（久保木，1998）．表1はDSM-IV-TR（APA, 2000）におけるパニック発作の診断基準を示したものである．表1からわかるように，パニック発作はその発生の後10分以内に急速に症状が増悪し，また，動悸，呼吸困難，発汗などの身体症状や，コントロール不可能感と死に対する恐怖などの精神症状が認められる．

　パニック障害は，広場恐怖（agoraphobia）を伴うものと伴わないものに下位分類されている．広場恐怖（表2）とは，パニック発作が起こったときに，そこから逃げることも助けを求めることもできないような場所や状況にとどまることへの恐怖を意味している．広場恐怖の患者は，車や人通りの多い道，混雑した店，橋，およびトンネル，エレベーターなどの閉所に一人で立ち入ること，交通機関の利用や車の運転，あるいは，一人で自宅にとどまることなどができなくなり，日常生活に大きな支障がきたされることが多い．また，パニック障害患者は，パニック発作を繰り返し経験した後，こうした恐ろしい発作が再び起こるのではないかという強い恐怖感，すなわち，予期不安を持つようになる．そして，予期不安は回避行動の原因の一つとなる．

　疫学的調査によれば，パニック障害の生涯有病率は1.6～2.2％であり，初発年齢は20歳代が多く，女性では2倍の発症率があり，特に別離した女性，未亡人や離婚した女性により多く発症することが報告されている（APA, 1998；Oakley-Browne, 1999）．また，パニック障害患者の3分の1から2分の1は広

表1　パニック発作の診断基準

強い恐怖または不快を感じるはっきり他と区別できる期間で，その時，以下の症状のうち4つ（またはそれ以上）が突然に発現し，10分以内にその頂点に達する．

（1）　動悸，心悸亢進，または心拍数の増加
（2）　発汗
（3）　身震いまたは震え
（4）　息切れ感または息苦しさ
（5）　窒息感
（6）　胸痛または胸部不快感
（7）　嘔気または腹部の不快感
（8）　めまい感，ふらつく感じ，頭が軽くなる感じ，または気が遠くなる感じ
（9）　現実感消失（現実でない感じ）または離人症状（自分自身から離れている）
（10）　コントロールを失うことに対する，または気が狂うことに対する恐怖
（11）　死ぬことに対する恐怖
（12）　異常感覚（感覚麻痺またはうずき感）
（13）　冷感または熱感

(APA, 2000)

表2　広場恐怖の診断基準

A．逃げるに逃げられない（または逃げたら恥をかく）ような場所や状況，またはパニック発作やパニック様症状が予期しないで，または状況に誘発されて起きたときに，助けが得られない場所や状況にいることについての不安．広場恐怖が生じやすい典型的な状況には，家の外に1人でいること，混雑の中にいることまたは列に並んでいること，橋の上にいること，バス，汽車，または自動車で移動していることなどがある．

B．その状況が回避されている（例：旅行が制限されている）か，またはそうしなくても，パニック発作またはパニック様症状が起こることを非常に強い苦痛または不安を伴いながら耐え忍んでいるか，または同伴者を伴う必要がある．

C．その不安または恐怖症性の回避は，以下のような他の精神疾患ではうまく説明されない．例えば，社会恐怖，特定の恐怖症，強迫性障害，外傷後ストレス障害，または分離不安障害．

(APA, 2000)

場恐怖を合併し，臨床場面では，より高率で広場恐怖が見られていることが指摘されている（Weissman, et al., 1997）．日本においても貝谷・山中（2001）は，パニック障害患者の4分の3に広場恐怖が認められることを報告している．

2. パニック障害の治療

パニック障害に対する治療法として，これまでは，パニック発作と抑うつ反応の緩和をねらった薬物療法と，予期不安・広場恐怖の改善をねらった認知行動療法（Cognitive Behavior Therapy；以下CBT）の組み合わせが有効であると報告されている（APA, 1998）．

CBTとは，「個人の行動と認知の問題に焦点を当て，そこに含まれる行動・認知・感情や情緒・身体の問題，そして，動機付けの問題を合理的に解決するために計画された合理化された治療法であり，自己理解に基づく問題解決と，セルフ・コントロールに向けた教授学習のプロセス」であると定義されている（坂野，1995）．パニック障害の治療に関して，CBTは，これまで来談者中心療法と呼ばれるカウンセリングや，精神分析的な発想に基づく心理療法に比べて，治癒率の高さ，再発率の低さ，そして症状と治療に対する患者自身の理解という点において優れていると指摘されている（坂野・貝谷，1999）．

パニック障害に対するCBTは，症状がどのように形成され，維持されているかに焦点を当て理解をはかろうとしている．Clark（1986）は，パニック障害患者には，さまざまな身体感覚を誤って破局的に解釈する傾向があり，そうした解釈がパニック発作を引き起こすのであると指摘し，パニック発作の認知モデル（図1）を提唱した．Clarkのモデルによれば，発作は最初内的（身体感覚や認知）あるいは外的な刺激（恐れている状況や活動など）によって引き起こされる．これらの刺激が差し迫った危険だと知覚された場合（例えば，速く打つ心臓は差し迫った心臓発作のサインであると誤って解釈される），不安が増幅される．高まった不安によって覚醒の亢進と身体感覚の増大がもたらされ，それらが再び危険で差し迫った脅威だと解釈されると，さらに高い不安が引き起こされ，身体感覚の増大が生じるという悪循環が形成される．こうしたサイクルが続いていった結果，パニック発作が引き起こされるのだという．

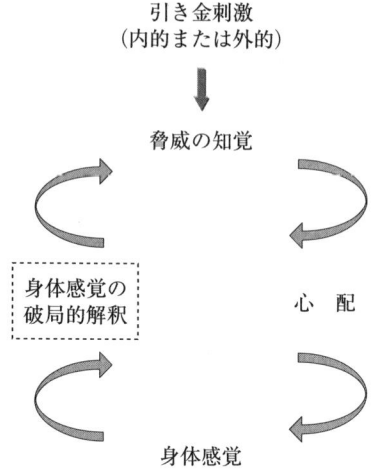

図1 パニック発作に対する認知モデル (Clark, 1986)

Clark は，恐れている身体感覚に対する患者の誤った破局的解釈がパニック障害の発症と維持に関わる認知であると考え，そうした認知を変化させることが治療の成功に関わるものであると主張している．

一方，広場恐怖の形成と維持を理解することにあたって，「古典的条件づけ」と「オペラント条件づけ」の組み合わせという行動原理が用いられている．

広場恐怖は，動悸や息苦しさといった恐怖反応（無条件反応；動悸や息苦しさなどの生理的感覚）を伴うパニック発作（無条件刺激）が起こる状況（条件刺激：電車，橋など）を繰り返し経験することによって動悸や息苦しさといった条件反応を獲得した結果として形成される．こうした条件反応は，その後類似した状況においても引き起こされ，般化によって恐怖反応を引き起こす状況の種類が広がる．また，恐怖反応を引き起こす状況から回避すれば不安が低減することによって広場恐怖が維持されるのである．このように，条件づけ原理と刺激の般化によって学習された回避行動が説明される．図2は電車からの回避行動を例に回避行動の形成と維持を示したものである．発作がない場合には，電車に問題なく乗ることができた．ところが，ある日電車に乗ったとき，突然にパニック発作が起きて，動悸や息苦しさなどの症状を経験した．同じことが2,3度繰り返されると，電車を見ただけで，動悸を感じるようになる（古典

第2章　パニック障害の認知行動療法　　　　　17

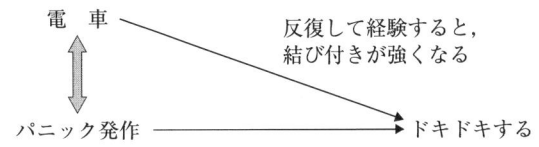

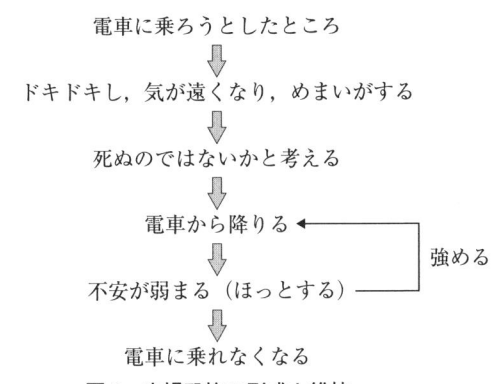

図2　広場恐怖の形成と維持

的条件づけ）．そして，次に，電車に乗ろうとするとき，動悸を感じはじめ，怖くなり，すぐホームから逃げ出してしまう（回避行動）．電車に乗らないとほっとするが，しかし，ほっとした気持ちは次に電車から逃げる行動を強めることになる（オペラント条件づけ）．その結果，電車に乗らなければほっとするという行動が学習され，電車に乗らない回避行動（広場恐怖）が維持されるのである．

　こうした認知行動的理解にもとづいて，パニック障害に対するCBTのねらいは，患者に生活状況（刺激）と身体感覚がパニック発作とどのように関連しているか，また，予期不安と回避行動がどのように獲得され，維持されている

かを理解してもらい,症状を自己コントロールできるよう援助することにある.パニック障害に対するCBTに関するこれまでの研究を概観すると,さまざまな認知的・行動的技法が取り入れられ,治療パッケージが多く用いられていることがわかる.その中でも,エクスポージャー(exposure;曝露療法),認知的再体制化,呼吸訓練,および,リラクセーション訓練などが中心的な技法となっており,その有効性が多くの研究によって示されている(Barlow, 2002).

エクスポージャーは,古典的条件づけにおける消去の原理に基づいた技法である.「*in vivo* エクスポージャー」(現実エクスポージャー)は,不安場面に曝し,不安が自然に落ち着くのを体験し,不安に直面しても自分は安全であることを学ぶ方法である.広場恐怖に対するエクスポージャーの一般的な実施法としては,患者に不適切な不安・恐怖反応を誘発する刺激や場面を特定してもらい,自分自身の主観的な不安・恐怖の程度を客観視できるよう不安階層表を作成する(表3を参照).次に,不安階層表にしたがって,患者は,比較的恐怖の低い場面から順次,そうした恐怖状況に繰り返し直面し,不安が消えるまで留まり続けるよう励まされる.多くの場合,エクスポージャーは治療パッケージの構成要素として他の治療技法と併用されているが(Barlow, et al., 1989 ; Michelson, et al., 1996),単独に用いられた場合であっても,その効果は長期間にわたって維持される(Fava, et al., 1995)ことが報告されている.これまでの多くの研究結果によれば,パニック障害と広場恐怖,そして回避行動の治療には「*in vivo* エクスポージャー」が最も評価できるものであるという

表3 不安階層表

生活の中で不便や不都合だと感じたこと	不安の強さ
1. 近所を散歩する(人混みの中を歩く)	10
2. スーパーに入る	20
3. スーパーや郵便局のレジや窓口に並ぶ	30
4. 美容院に行く	40
5. 観劇をする	50
6. JRの特急列車に乗る	60
7. 空いているバスに乗る	70
8. 私鉄・地下鉄に乗る	80
9. 混雑している電車やバスに乗る	90
10. 飛行機に乗る	100

(Chosak, et al., 1999).

　また，パニック発作は過呼吸に関連しているという指摘（Ley, 1985）を受け，呼吸コントロール法（例えば，横隔膜を使った深呼吸）が行動的アプローチとして用いられており，それには発作やエクスポージャーの際の不安を低減させ，エクスポージャーをより容易に行わせる効果のあることが示されている（Clark, et al., 1985）．また，呼吸法に加え，漸進的筋弛緩法（progressive muscle relaxation : PMR）は，筋緊張の状態と弛緩した状態を患者が区別することができるように働きかける方法である．Öst（1987）は応用リラクセーション法（AR ; Applied Relaxation）と名づけた PMR の改訂版の臨床的応用を行っている．AR はエクスポージャーの際に生じる生理的覚醒を沈静させ，馴化を促進するだけでなく，パニック発作に対するコーピングスキルとして用いることも可能である．これまで，AR は多くの臨床研究に取り入れられ，その単独の効果や他の治療法との組み合わせの効果が明らかにされてきている（Öst & Westling, 1995 ; Clark, et al., 1994）．

　一方，認知モデルに基づいた認知療法は，パニック障害患者の持つ認知的特徴に特に注目し，認知の修正をターゲットに治療を行うものである．パニック障害患者は，パニック障害の身体症状とその結末に対して破局的に解釈し，そうした解釈を増大させる傾向にあるため，問題が持続していると指摘されている（Clark, 1986 ; Salkovskis & Clark, 1991 ; Chosak, et al., 1999）．また，患者の認知的歪みはパニックを悪化させ，予期不安（発作が起こるのではないか），身体的感覚の誤った意味づけ（心拍の増加は心臓発作を意味する），そして自己批判（私は弱いものだ）などを中心に現れる（Leahy & Holland, 2000）．したがって，認知療法では，こうした認知の歪みに直接働きかけることが必要であると考え，患者の誤った考え方を明らかにし，修正する方法を患者に教えることによって認知やスキーマを変えることができると考える（Salkovskis & Clark, 1991 ; Chosak, et al., 1999）．

　パニック障害に対する認知療法について，心理教育と「自動思考」の同定，および，誤った認知の修正という3つの構成要素に大きく分けて理解することができる（Chosak, et al., 1999）．第一の構成要素である心理教育では，発作と不安とはどんなものであるか，患者が感じる不安に関連する症状について説明

を行う．次に治療者は，パニック症状と症状の結果に関する誤った考え方の中心にある患者の「自動思考」を明らかにし，患者がそのような自動思考を明らかにすることができるよう援助する．そして同時に，治療者は患者に情緒状態に対する否定的認知の影響を示す．最後に，治療者は誤った認知を評価し修正するためのさまざまな技法を患者に示し，そうした技法を身につけてもらう．そうすることによって，それまでの否定的な言葉を中性的でより正確な表現に置き換えたり（自己陳述訓練），破局的な結末が実際に起きる確率をより現実的に検証したり（確率の再評価），パニック発作の恐怖に関連する結末（たとえば，気が遠くなる，慌てる，嘔吐するなど）のインパクトをより合理的に判断したり（脱破局化）することによって，患者が不適応な認知を自ら明らかにした上でその修正をはかる．また，上述した3つの手続きに加え，患者が自分自身の不適応な認知を明らかにし，それに挑戦することができるようホームワークが補助的手段として課される．

　Clark が提唱した認知的アプローチでは，身体感覚に焦点を当てたエクスポージャーと呼吸コントロール，および思い込みの検証が治療パッケージに組み入れられている（Chosak, et al., 1999）．Clark (1986) は，患者の身体感覚に対する破局的解釈によって発作が引き起こされると考え，身体感覚へのエクスポージャーを，患者が恐怖に関する信念や予測を正しく再評価するために用いている．身体感覚へのエクスポージャーは，パニック発作に特有の恐怖に関連する身体感覚に焦点を当て，「in vivo エクスポージャー」と同様の手続きで，そうした身体感覚に系統的に直面させる．また，患者は，過呼吸といった人為的に起こされた身体症状に慣れていくにつれ，発作に関連する否定的な考えを検討しながら対処の仕方を身につけていく（行動実験）．

　これまでの治療効果に関するレビュー（Chambless & Gillis, 1993；Michelson & Marchione, 1991）によれば，認知行動的介入の効果に関する全ての比較研究で，患者の身体感覚と広場恐怖の手がかりに対するエクスポージャーが含まれていることが示されている．また，Bouchard et al. (1996) は治療効果をレビューした結果，誤った信念と身体感覚に対する破局的解釈を変容させるために用いられる「認知的再体制化」とエクスポージャーがパニック障害に対する主な技法であると指摘している．そして，認知的再体制化だけではアセスメント

が難しいため，エクスポージャーが常に組み合わせて用いられることが推奨されている．

これまで，パニック障害に対するCBTは数多く行われてきており，多大の治療成果をあげている．たとえば，Barlow et al. (1989) は身体感覚に対するエクスポージャーと認知的再体制化に加え，応用リラクセーションを用いて，対象者をリラクセーション群，認知療法群，身体感覚へのエクスポージャーと認知的再体制化群，これら3つの組み合わせ群，およびウェイティングリスト（待機リスト）・コントロール群という4つの群に分け，発作と不安の改善に焦点をあてた検討を行った．その結果，ウェイティングリスト・コントロール群に比べ，3つの治療群は明らかに改善していた．また，治療終了時に認知療法を含む2つの群の85％の患者で発作が消失し，その成果が2年後のフォローアップ時まで引き続いていた (Craske, et al., 1991)．また，Michelson, et al. (1996) はそれまでの研究が広場恐怖を伴わないパニック障害，あるいは，軽症の広場恐怖しか扱っていないといった点を踏まえて，中程度から重度の広場恐怖を伴うパニック障害を対象に，認知療法と段階的エクスポージャー群と，リラクセーションと段階的エクスポージャー群，および段階的エクスポージャー群という3つの群を設けて，パニック発作と回避行動，および抑うつという全般的症状の改善について検討した．その結果，3つの治療条件は全てパニック症状と回避行動の改善に有効であり，その成果はフォローアップ時まで維持されていた．特に，認知療法と段階的エクスポージャー群では改善は最も素早く，安定したことを示していた．また，治療終了時からフォローアップ時までの期間では，服薬率が低く，改善が最も維持されていたことが明らかにされている．これらの結果に基づいて，Michelson, et al. (1996) は認知療法と段階的エクスポージャーの組み合わせは広場恐怖を伴うパニック障害の治療に顕著な効果を有することを指摘している．さらに，Sharp, et al. (1996) は，190名のパニック障害患者（広場恐怖を伴うと伴わない）を対象に，フルボキサミンのみ，プラセボのみ，認知行動療法のみ，フルボキサミン＋認知行動療法，プラセボ＋認知行動療法といった5つの条件を設け，発作，不安と抑うつ，および回避行動の改善について各条件の効果を検討した．その結果，プラセボのみ群を除き，全ての治療条件において，発作，不安と抑うつ，および回避行動

表4　パニック障害に対する認知行動療法の構成要素

1. 不安に関する認知行動的心理教育
   ①回避行動の獲得と維持（安全確保行動）の仕組みを理解する
   ②予期不安の発生の仕組みを理解する
   ③パニック発作，および，不安を感じたときの一般的な変化（不安の3要素：心理・身体・行動的反応）を理解する

2. 予期不安の低減と回避行動の消去に関する認知行動的心理教育
   ①エクスポージャーの原理を理解する
   ②不安階層表の作成を通して不安の構造を理解する
   ③逆制止法の原理を理解する
   ④認知を修正することの意義について理解する
   ⑤新しい対処行動を獲得する必要性について理解する

3. 身体反応のコントロール法の練習
   ①リラクセーションの導入
   ②拮抗動作法の導入

4. エクスポージャーの導入と回避行動の消去
   ①段階的エクスポージャー
   ②フラッディング法
   ③ホームワーク・エクスポージャー
   ④自己強化法

5. 行動と認知の修正（不安管理訓練と対処行動の獲得）
   ①問題点の整理
   ②認知的再体制化法
   ③破局的考え方の修正
   ④自己教示法
   ⑤思考中断法
   ⑥選択的注意の振り分け方の練習
   ⑦セルフ・エフィカシーの増大

(坂野・貝谷，1999)

の改善が有意であり，治療条件間に差は見られなかった．一方，各群とプラセボ群を比較した場合は，フルボキサミン＋認知行動療法群と認知行動療法群では全ての指標において有意な改善が見られ，フルボキサミン＋認知行動療法群では治療中において認知行動療法群より2週間ほど早く改善が見られた．また，フルボキサミン＋認知行動療法群で症状の改善基準を満たした患者が多く，フ

ォローアップ時にも同様な傾向が示された．これらのことから，Sharp, et al.（1996）はフルボキサミンと認知行動療法群の組み合わせが最も有力な治療法であると指摘している．

以上のように，CBTに関するこれまでの研究を概観すると，薬物療法との併用の他，さまざまな認知的・行動的技法の組み合わせによる治療パッケージを用いた場合によりよい治療効果が得られることがわかる．日本においても，坂野・貝谷（1999）は表4のような治療パッケージを提唱している．ところが，外来治療において複合的なプログラムを個人療法として実施する際には，①治療者が一人の患者に割くことのできる時間に限りがある，②治療技法によってはホームワーク（宿題）を課することが多い，③エクスポージャーそのものが不安を喚起させるという特徴を持っているため，ドロップアウトしかねない，といった問題点が指摘されている（中島，1996）．こうした問題を克服するために，集団療法という実施形態を用いてCBTを行うことができる．

3. パニック障害に対する集団認知行動療法

パニック障害に対する集団認知行動療法（Cognitive Behavioral Group Therapy；以下CBGT）は，個人療法と同等に有効であり，フォローアップの段階でも改善が引き続き見られることがこれまでの治療研究によって確認されている．また，①苦痛を感じる体験を持っているのは自分一人ではないということに気づき，改善目標が共有できる，②他のメンバーの成功体験をモデリングし，強化を受けることができる，③集団の形態は不安管理スキルを身につけ，特定の場面で感じた恐怖を克服することの補助手段となる，④治療者にとっては，時間的，経済的効果があり，同時に多くの患者指導ができる，といった利点が指摘されている（Lang & Craske, 2000）．これまで，さまざまなCBGTが開発され，その実施が試みられている．日本においても，陳（2003）は日本で実施可能なCBGTプログラムを開発し，その治療効果の検討を行っている．表5はプログラムの内容を示したものである．

本プログラムは，乗物恐怖（例えば，電車）によって日常生活が妨げられるパニック障害患者の実際問題の解決に焦点をおき，乗物恐怖を主とした広場恐

表5 集団認知行動療法（CBGT）プログラムの内容

基礎編
1. パニック障害の症状の理解．
2. パニック障害に対する治療法の理解．
3. 認知行動療法とは？
4. なぜ広場恐怖が身についてしまったのだろう？
5. 不安のメカニズム．
6. 不安を感じたときの3つの変化と変化への対応．
7. 広場恐怖を克服するための心構え（セルフ・エフィカシーの向上）．

準備編
1. 不安階層表の作成．
2. セルフ・モニタリング表の作成．
3. リラクセーションの練習．

実践編Ⅰ＆Ⅱ
1. 各個人の不安階層表に基づき，同じような問題を持つ人たちをグループ分けする．
2. エクスポージャーの実施，1回目は練習を主に2回目は1回目の成果を確かめる．

フォローアップ
　改善点と変化，および，今後の注意点をフィードバックし予後を確かめる．

(陳，2003)

怖，および，予期不安の克服を目的とする．プログラムは，セミナー形式で実施され，基礎編，準備編，実践編Ⅰ，実践編Ⅱの合計4セッション，および2カ月後のフォローアップから成り立っており，各セッションの所要時間はいずれも1～1.5時間である．セミナーへの参加は必ず基礎編からスタートし，4セッションの順序を入れ替えることはできない．セミナーの定員については，基礎編と準備編では5人であるのに対し，実践編は基礎編と準備編を終了した2つのグループを合わせて定員10人で行う．

　基礎編と準備編は，患者が問題を整理，自己理解し，自分に適した具体的対処法を学ぶ教育セッションである．基礎編では，パニック障害の症状と治療法，および，対処法について説明し，「1分間自己紹介」による参加者の相互交流をはかる．準備編は，症状を克服するための対処法を学び，自分に合わせた具体的方法を考え練習する「対処法の作成と練習セッション」である．不安階層

表を作成した後，エクスポージャーの実施法を説明し，ホームワークとする目標行動を一つ選択する．次いで，セルフ・モニタリング法について学び，「考え方と不安の関連性」を用いて苦手な状況に置かれたときに思い浮かぶ不適切な考えについて話し合い，それぞれの不適切な考えに対して他のグループメンバーからのアドバイスを求め，その修正を試みるとともに，適切な考え方に肯定的フィードバックを与える．さらに，不安を感じたときの身体の変化に対処するためのリラクセーションの練習を行う（呼吸法と筋弛緩法）．

一方，実践編は「$in\ vivo$ エクスポージャー」（電車に乗る練習）が中心である（乗車時間は40分程度）．実践編Ⅰでは，集団行動を強調し，集団で電車に乗る練習を行う．実践編Ⅱでは，サブグループに分けて練習を行い，グループ行動の中に個人練習を取り入れ，「一人でできる」という体験によって自己強化の習慣を身につける練習を行う．なお，セミナー終了2カ月後に，セミナー中の改善点と変化および今後の注意点について各患者にフィードバックするとともに，2カ月後の予後を確認する．

図3はセミナーの進行に伴う回避行動と主観的障害単位（Subjective Unit of Disturbance ; SUD）の変化を示したものである．図3からCBGTプログラムは回避行動および主観的不安の低減に効果的であることがわかる．

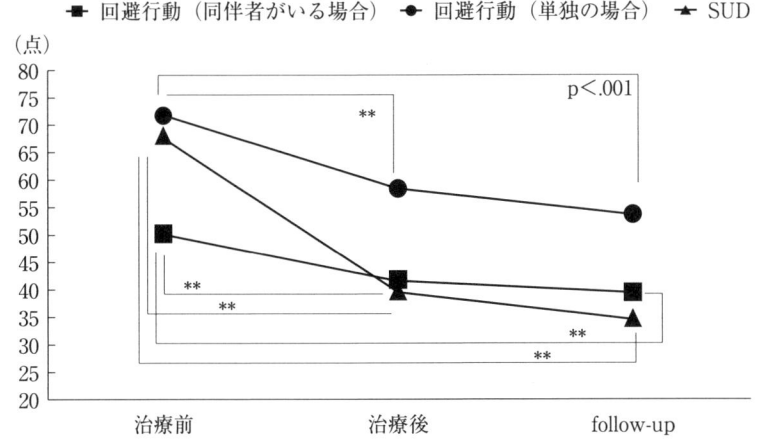

図3　セミナーの進行に伴う回避行動と主観的障害単位（SUD）の変化（$p<.001$）

4. 今後の課題

　前述したように，パニック障害に対するCBTの有効性が多くの研究によって実証されている．しかしながら，一般的にパニック障害患者の多くが，効果的な治療法を受けていないことも同時に報告されている（Spiegel & Hofmann, 2002）．こうした現状は，プライマリケアの現場においてCBTのトレーニングを受けた治療者が欠如していることによるものであると指摘され（Barlow & Hofmann, 1997），日本でも同様な指摘が見られる（坂野，2001）．さらに，欧米に比べ，日本ではCBTがまだ十分に普及されていないのが現状である．そうした現状を踏まえてCBTに対する理解を高めるのがCBTの普及の第一歩であると考えられる．最近，欧米では治療者の不足を解決するために，コンピューターCBTプログラムやCBGTの活用が推奨されている（Kenardy, et al., 2003 ; Otto, et al., 2000）．パニック障害患者が増加している日本の現状を考慮すると，外来治療における短期間でかつ効果的なCBTプログラムの開発が期待される．前述したCBGTプログラムに関しては，今後改善する点が大いにあるものの，個人療法導入の前段階として活用し，CBGTと個人療法を組み合わせることによって治療効果を最大に発揮させることが望まれる．

　また，心理社会的治療法の効果に関する情報の欠乏や，薬物療法の方が安価であるという誤った考えも，患者が十分にCBT治療を受けていない原因になっていると思われる（Spiegel & Hofmann, 2002）．CBTと薬物療法の併用が推奨されているが，最近では，CBT単独利用に比べ，併用治療のコスト，および，長期治療における再発率が高いことが指摘され（Otto, et al., 2000），CBTの単独利用を推奨する動きも見られる．また，パニック障害に対する心理療法と薬物療法の併用効果についてレビューした結果，急性期治療の終結後，併用治療は薬物療法より有効であったものの，心理療法と同等に有効であるという古川ら（2005）の報告を踏まえると，薬物療法との併用の効果と，CBTの単独効果に関するエビデンスを提供することが今後の課題であろう．実際，日本では，パニック障害に対するCBTに関する統制研究は見当たらず，有効な治療効果に関する情報の提供が十分ではないのが現状である．また，日本の現状としては，心理療法に紹介されてくる患者の多くはすでに薬物療法が実施されて

いる者が多く，心理療法の併用がよいかどうかという疑問も挙げられている（古川，2005）．今後，日本において，薬物療法を併用している患者と併用していない患者のそれぞれに対するCBTの治療効果の比較検討や，異なる治療者によるCBTの実施によっても同様な効果が得られるかどうかといった点について更なる検討が必要である．また，患者の改善に対する見通しを向上させるためには，パニック障害に対する心理的治療法の効果とコスト効率に関する教育を医療従事者，医療管理者に徹底し，こうした治療法を患者に提供できるよう，保証する必要があるだろう．

American Psychiatric Association (APA) 1998 *American Psychiatric Association Practice Guidelines: Practice Guideline for the Treatment of Patients with Panic Disorders.* American Psychiatric Association. （日本精神神経学会監訳 1999 米国精神医学会治療ガイドライン：パニック障害．医学書院．）

Barlow, D. H., Craske, M. G., Cerny, J. A., & Klosko, J. S. 1989 Behavioral treatment of panic disorder. *Behavior Therapy,* 20, 261-282.

Barlow, D. H. & Hofmann S. G. 1997 Efficacy and dissemination of psychosocial treatment expertise. In Clark, D. F. & Fairburn, C. G. (Eds.) *Science and practice of cognitive behaviour therapy.* Oxford University Press, 95-117.

Barlow, D. H. 2002 *Anxiety and its disorders: The nature and treatment of anxiety and panic* (2nd Edition). Guilford Press.

Bouchard, S., Gauthier, J., Laberge, B., French, D., Pelletier, M. H., & Godbout, C. 1996 Exposure versus cognitive restructuring in the treatment of panic disorder with agoraphobia. *Behaviour Research and Therapy,* 34, 213-224.

Chambless, D. L. & Gillis, M. M. 1993 Cognitive therapy of anxiety disorders. *Journal of Consulting and Clinical Psychology,* 61, 248-260.

陳　峻雯　2003　パニック障害に対する集団認知行動療法．風間書房．

Chosak, A., Baker, S. L., Thorn, G. R., Spiegel, D. A., & Barlow, D. H. 1999 Psychological treatment of panic disorder. In Nutt, D. J., Ballenger, J. C., & Lepine, Jean-P. (Eds.) *Panic disorder: Clinical diagnosis, management and mechanisms,* 203-219.

Clark, D. M., Salkovskis, P. M., & Chalkley, A. J. 1985 Respiratory control as a treatment for panic attacks. *Journal of Behavior Therapy and Experimental Psychiatry,* 16, 23-30.

Clark, D. M. 1986 A cognitive approach to panic. *Behaviour Research and Therapy,* 24, 461-470.

Clark, D. M., Salkovskis, P. M., Hackmann, A., Middleton, H., Anastasiades, P., & Gelder, M. 1994 A comparison of cognitive therapy, applied relaxation and imipramine in the treatment of panic disorder. *British Journal of Psychiatry*, 164, 759-769.

Craske, M. G., Brown, T. A., & Barlow, D. H. 1991 Behavioral treatment of panic disorder : A two-year follow-up. *Behavior Therapy*, 22, 289-304.

Fava, G. A., Zielezny, M., Savron, G., & Grandi, S. 1995 Long-term effects of behavioural treatment for panic disorder with agoraphobia. *British Journal of Psychiatry*, 166, 87-92.

古川壽亮　2005　社会不安障害に対する薬物療法と精神療法の併用のエビデンス．第4回日本認知療法学会および第5回認知療法研修会プログラム・抄録集，44．

古川壽亮・渡辺範雄・Churchill, R.　2005　パニック障害に対する精神療法と抗うつ剤の併用のメタアナリシス：コクラン系統的レビュー．第4回日本認知療法学会および第5回認知療法研修会プログラム・抄録集，71．

貝谷久宣・山中　学　2001　パニック障害患者のこころとからだ．ストレスと臨床，7, 8-13．

Kenardy, J. A., Dow, M. G. T., Johnston, D. W., Newman, M. G., Thomson, A., & Taylor, C. B. 2003 A comparison of delivery methods of cognitive-behavioral therapy for panic disorder : An international multicenter trial. *Journal of Consulting and Clinical Psychology*, 71, 1068-1075.

久保木富房　1998　パニック障害の症状．貝谷久宣・不安抑うつ臨床研究会（編），パニック障害．日本評論社．

Lang, A. J. & Craske, M. G. 2000 Panic and phobia. In J. R. White & A. S. Freeman (Eds.) *Cognitive-behavioral group therapy : For specific problems and populations*. American Psychological Association, 63-97.

Leahy, R. L. & Holland, S. J. 2000 *Treatment plans and interventions for depression and anxiety disorders*. The Guilford Press, 69-112.

Ley, R. 1985 Agoraphobia, the panic attack and the hyperventilation syndrome. *Behavioural Research and Therapy*, 23, 79-81.

Michelson, L. K. & Marchione, K. 1991 Behavioral, cognitive, and pharmacological treatments of panic disorder with agoraphobia : Critique and synthesis. *Journal of Consulting and Clinical Psychology*, 59, 100-114.

Michelson, L. K., Marchione, K. E., Greenwald, M. G., Testa, S., & Marchione, N. J. 1996 A comparative outcome and follow-up investigation of panic disorder with agoraphobia : The relative and combined efficacy of cognitive therapy, relaxation training, and therapist-assisted exposure. *Journal of Anxiety Disorders*, 10, 297-330.

中島勝秀　1996　Panic Disorder with Agoraphobia に対する治療手続きの体系化．行動科学，35, 27-32．

Oakley-Browne, M. A. 1999 Health economic aspects of panic disorder. In Nutt, D. J., Ballenger, J. C., & Jean-Pierre, L. (Eds.) *Panic disorder : Clinical diagnosis, management and mechanisms.* Martim Dunitz, 45-53.

Öst, L. G. 1987 Applied relaxation : Description of a coping technique and review of controlled studies. *Behaviour Research and Therapy*, 25, 397-409.

Öst, L. G. & Westling, B. E. 1995 Applied relaxation vs cognitive behavior therapy in the treatment of panic disorder. *Behaviour Research and Therapy*, 33, 145-158.

Otto, M. W., Pollack, M. H., & Maki, K. M. 2000 Empirically supported treatments for panic disorder : Costs, benefits, and stepped care. *Journal of Consulting and Clinical Psychology*, 68, 556-563.

坂野雄二 1995 認知行動療法. 日本評論社.

坂野雄二・貝谷久宣 1999 パニック障害の行動療法. 精神療法, 25, 314-320.

坂野雄二 2001 パニック障害の心理療法：訳者コメント. 久保木富房・井上雄一・不安・抑うつ臨床研究会（編訳）パニック障害：病態から治療まで. 日本評論社, 280-281.

Salkovskis, P. M. & Clark, D. M. 1991 Cognitive therapy for panic attacks. *Journal of Cognitive Psychotherapy : An International Quarterly*, 5, 215-226.

Sharp, D. M., Power, K. G., Simpson, R. J., Swanson, V., Moodie, E., Anstee, J. A., & Ashford, J. J. 1996 Fluvoxamine, placebo, and cognitive behaviour therapy used alone and in combination in the treatment of panic disorder and agoraphobia. *Journal of Anxiety Disorders*, 10, 219-242.

Spiegel, D. A. & Hofmann, S. G. 2002 Psychotherapy for panic disorder. In Stein, D. J. & Hollander, E. (Eds.) *The American psychiatric publishing textbook of anxiety disorders.* American Psychiatric Publishing Inc.

Weissman, M. M., Bland, R. C., Canino, G. J., Faravelli, C., Greenwald S., Hwu, H. G., Joyce, P. R., Karam, E. G., Lee, C. K., Lellouch, J., Lepine, J. P., Newman, S. C., Oakley-Browne, M. A., Rubio-Stipec, M., Wells, J. E., Wickramaratne, P. J., Wittchen, H. A., & Yeh, E. K. 1997 The cross-national epidemiology of panic disorder. *Archives of General Psychiatry*, 54, 305-309.

コラム 不安障害の心理療法・1

認知療法

井上和臣

　アメリカ国立精神保健研究所がホームページ上で公開している一般向け指針（http://www.nimh.nih.gov/publicat/anxiety.cfm）では，不安障害の治療に薬物療法と並んで特殊な心理療法（例・認知行動療法）が推奨されている．心理療法単独か薬物療法との併用かといった治療法の選択は，患者および治療者の意向と不安障害の種類による．心理療法の目的は，専門職との対話を通して，患者が不安障害に伴うさまざまな問題にいかに対処するかを学ぶことにある．

　認知行動療法のひとつとして位置づけられる認知療法（cognitive therapy）は，アメリカの精神科医 Beck の創始した心理療法である．当初はうつ病の治療法として開発され効果が実証されてきたが，1980 年代以降は不安障害（パニック障害，社会不安障害など），摂食障害，パーソナリティ障害，物質使用障害などに広く用いられるようになり，さらに21世紀を迎え双極性障害や統合失調症にも適応が拡大してきている．認知療法の基礎にある認知モデル（cognitive model）は，ある状況下における個人の感情や行動は認知（cognition）によって規定される，というものである．認知とは自己と世界と未来に賦与する個人的意味づけである．抑うつでは喪失が，不安の場合は危険や脅威が中心的な主題となる．

　不安障害に対する認知療法では，不安や恐怖の克服を阻害する非機能的認知を患者が訂正できるように援助する．このとき用いられる認知再構成法（cognitive restructuring）と呼ばれる認知的技法は，非機能的認知を同定（catch）・検討（check）・修正（correct）する技能を患者に教えるものである．さらに，行動実験（behavioral experiment）を加味することによって非機能的認知の修正は促進される．

　パニック障害の場合，突発する身体的変化が破局的に解釈される．例えば，動悸を自覚すると心臓発作による死が切迫していると誤って解すること（「心臓発作で今にも死にそうだ」）から，パニック発作が生じるとされる（パニック発作の認知モデル）．不快ではあっても生命を脅かすものではないというふうに，身体感覚の急激な変化を現実的・適応的に捉え直せると，不安を克服できる．

同様に，社会不安障害（社会恐怖）では，他人は絶えず私を注視し批判する，といった非機能的認知を患者が修正できるようにする．このとき恐怖の対象に直面することを促す曝露法（エクスポージャー）などの行動的技法を併用するとよい．たとえば，人前でちょっとした失敗を意図的に行ってから他人の反応を観察すること（行動実験）で，患者の予想とは違う結果が得られると，不安は軽快するはずである．

強迫性障害に関するエキスパートコンセンサスガイドラインには，本人が参加を望まない場合を除き，認知行動療法はすべての強迫性障害患者に推奨される，とある．この場合，認知行動療法とは曝露反応妨害法（exposure and response prevention）と認知療法との併用をさす．成人の比較的軽度の強迫性障害では最初に認知行動療法を行い，比較的重症例には最初に認知行動療法とセロトニン再取り込み阻害薬（SRI）の併用またはSRI単独療法を行うことになる．曝露反応妨害法は恐怖の対象への曝露法に加えて，不安を軽減させるために儀式的に行ってきた強迫行為の中止（反応妨害法）を課すものである．たとえば，汚いと思うものに触って，その後，手を洗わないようにする．

先に述べたように，認知療法の主たる目的は，不安障害を持続させる非機能的認知を消退させることで不安を軽減させることにある．ところが，不安には回避や安全行動が伴いやすい．

パニック障害では，「もし発作が起こったら，どうしよう」という認知にもとづく予期不安のために，発作時に逃れることができそうもない状況が回避される．どうしてもその状況を回避できないときは，短時間でそこから抜け出せるよう試みる．さらに，パニック発作が起こってしまったときにも，最悪の事態が生じないような微妙な回避を忘れない．

社会不安障害では，対人状況が回避され続けることで，対人関係に関わる技能が不足してしまい，それらが「他人は私を批判的な目で見る」といった不適応的な認知をいっそう固定化する．強迫性障害では，強迫的な儀式行為を行うことで不安は一時的には軽快するけれども，一方で「汚れを放置すると大変なことになるのではないか」といった不潔に関する認知は訂正されずに持続する．

このように不安障害患者は回避という方略や安全希求行動をとり続けることによって，状況がもつ危険性を適切に評価する機会を逸することになる．言い換えると，回避や安全行動を中止し，不安をもたらす状況への曝露を繰り返すことで，事態の危険性の再評価（reappraisal）が可能になる．ただ，再評価の過程では一時的にせよ患者に苦痛を強いるので，治療の意図をよく理解してもらうことを忘れてはなるまい．

認知療法では治療セッションの間にホームワークが課されることが一般的である．患者の問題に適合したホームワーク課題が設定できれば，治療に対する患者の動機づけが高まり，治療が奏効しやすくなるだろう．

　不安障害に対する認知療法は通常12週間程度実施される．認知療法は個人療法としても，同じ臨床的問題（例・社会不安障害）をもつ患者を対象とする集団療法としても施行できる．治療終了後にも認知療法の効果は持続しうる．また，薬物療法との併用は可能であり，効果の増強が期待できる．不安障害は慢性の病態であるので，いったん症状が改善した後にも症状の再燃・再発はありうる．しかし，治療過程で学んだ技能を用いることで，症状の増悪に対処することができるはずである．

デニス・グリーンバーガー，クリスティーン・A・パデスキー，大野　裕（監訳），岩坂　彰（訳）　2001　うつと不安の認知療法練習帳．創元社．
ギャビン・アンドリュース，マーク・クリーマー，ロッコ・クリーノ，キャロライン・ハント，リサ・ランプ，アンドリュー・ペイジ，古川壽亮（監訳）　2003　不安障害の認知行動療法(1)：パニック障害と広場恐怖．星和書店．
ギャビン・アンドリュース，マーク・クリーマー，ロッコ・クリーノ，キャロライン・ハント，リサ・ランプ，アンドリュー・ペイジ，古川壽亮（監訳）　2003　不安障害の認知行動療法(2)：社会恐怖．星和書店．
ギャビン・アンドリュース，マーク・クリーマー，ロッコ・クリーノ，キャロライン・ハント，リサ・ランプ，アンドリュー・ペイジ，古川壽亮（監訳）　2005　不安障害の認知行動療法(3)：強迫性障害とPTSD．星和書店．
井上和臣（編集・著）　2004　認知療法・西から東へ．星和書店．

グループ認知行動療法

古川壽亮

　認知行動療法はしばしばグループで行われる．例えば，筆者が属する名古屋市立大学病院こころの医療センターでは，パニック障害および社会不安障害は原則としてグループ療法で治療し，強迫性障害およびうつ病は個人で治療している．
　認知行動療法をグループで行うことは，
① 自分と同様の症状を持っている人が他にもいることに気づき，
② 改善目標を共有でき，
③ 他のメンバーの成功体験をモデリングでき，
④ 他のメンバーによる賞賛から強化を受けたり，互いに競い励まし合うことによって曝露（エクスポージャー）課題などの宿題に積極的に取り組めるようになり，
⑤ 特に社会不安障害の患者では集団にいること自体が曝露になって不安コントロールの技法を身につける場面となる，

ことが期待される．また，治療者からすると，

ⓐ 同時に多くの患者を治療できるので，時間的経済的にメリットがある，

と期待できる．しかし，一方，グループの設定によっては，

ⓐ 患者が内面あるいは個人的事情を開示することをためらうことにより，治療を柔軟に遂行することが困難になり，
ⓑ グループ場面で行うため，例えば認知行動モデルの検討や認知的再構成や曝露課題の設定において患者ごとの特性にきめ細かに対応することが難しくなり，
ⓒ 時に他者の非適応的思考や行動に感作されて不安が増大したり，認知の歪みが合理化されてしまったり，特に社会不安障害の場合はグループ場面であること自体に感作されたり，
ⓓ 患者によってはそもそもグループへの参加が障壁となり治療そのものに参加できない，

というような場合も，想定できる．デメリットのⓓについてはそのような患者には個人セッションを設けることで対応ができるであろう．しかし，考えられるメリッ

ト（上記①から⑥）と考えられるデメリット（上記ⓐからⓒ）ならびに私たちが気がついていない要因まで含めて，果たして不安や抑うつ障害の治療においてはグループ認知行動療法か個人認知行動療法のいずれがより効果が大きいであろうか．

　これは実証的な臨床疑問であり，エビデンスをもって検討されなくてはならない．そこで，MEDLINE で Behavior therapy [MeSH] AND group [Title] をキーワードとして，Publication type を randomized controlled trial に限定して検索したところ，合計353人を対象とした全7件の無作為割り付け比較試験（RCT）が見つかった（表）．各 RCT におけるプライマリエンドポイントについて標準化重み付け平均差（standardized weighted mean difference：SMD）のランダム効果モデル（Furukawa, et al., 2002）によるメタアナリシスを行うと，図の通りであった．

　すなわち，個人 CBT に比して，グループ CBT の方が，治療終結時の症状の平均値が標準偏差にして0.15（95％信頼区間：-0.06から0.36）倍，重症であるかもしれないという結果であった．もちろん95％信頼区間が0をまたいでいるので，標準偏差の0.06倍軽症である可能性から，0.36倍重症である可能性まで考えられるという意味である．

　7件の RCT の間に異質性は認められない（異質性検定の Q 統計量が P=0.64 と有意でなく，かつ I^2 統計量が0％）ので，このメタ分析に含まれた種々の不安および抑うつ障害にわたって，効果の大きさに差はなさそうである．ただし，プライマリエンドポイント以外を含めて検討した論文そのものの結論で，Stangier, et al. (2003) が社会不安障害についてはグループよりも個人の方が有効であると結論し，Manassis, et al. (2002) が子どもの不安の中でも社会不安が強いサブグループでは個人の方が効果が大きかったと分析していることを付記しておかなくてはならないだろう．

　以上より，currently available best evidence では，不安抑うつ障害全般について認知行動療法を行う際に，個人療法とグループ療法のいずれがより効果が高いかは不明である．さらなる研究，とりわけ社会不安障害に対する研究が必要である．

Barrett, P., Healy-Farrell, L., & March, J. S.　2004　Cognitive-behavioral family treatment of childhood obsessive-compulsive disorder : A controlled trial. *Journal of American Academy of Child and Adolescent Psychiatry*, 43, 46-62.

Brown, R. A. & Lewinsohn, P. M.　1984　A psychoeducational approach to the treatment of depression : Comparison of group, individual, and mini-

コラム2 グループ認知行動療法

表 グループCBTと個人CBTを比較した, 無作為割り付け比較試験

研究	患者	介入(グループCBT)	対照(個人CBT)	プライマリ・アウトカム
Barrett et al., 2004	強迫性障害の児童思春期患者(7〜17歳)	3〜6人を1グループとしたグループセッション(50分)+親の技能訓練+家族でテレビゲーム(10分)を週1回で14週, 1カ月後および3カ月後のブースターセッション	個人セッション(50分)+親の技能訓練(10分)を週1回で14週, 1カ月後および3カ月後のブースターセッション	Children's Yale-Brown Obsessive Compulsive Scale
Brown & Lewinsohn, 1984	大うつ病(平均年齢37歳)	7〜9人を1グループとしてLewinsohnによるCoping with Depressionのクラス(120分)を12回	Lewinsohn(1978)のモデルによるCoping with Depressionの個人セッション(50分)を12回	Beck Depression Inventory
Fals-Stewart et al., 1993	強迫性障害(平均年齢31歳)	10人を1グループとしたグループセッション(120分)を週2回で12週	個人セッション(60分)を週2回で12週	Yale-Brown Obsessive Compulsive Scale
Manassis et al., 2002	不安障害の児童(8〜12歳)	6〜8人を1グループとして, Workbookを用いたグループセッション(90分)を週1回で12週	Workbookを用いた個人セッション(60分)を週1回で12週	Multidimensional Anxiety Scale for Children
Scholing & Emmelkamp, 1993	全般性社会不安障害(平均年齢34歳)	2回の個人セッションの後, 5〜7人を1グループとして14回のグループセッション(150分)	16回の個人セッション(60分)	Fear Questionnaire Social Phobia Subscale
Shapiro et al., 1982	抑うつ気分または不安を伴う適応障害(平均年齢41歳)	5人を1グループとしたグループセッション(90分)を10回	個人セッション(60分)を10回	Beck Depression Inventory
Stangier et al., 2003	社会不安障害(平均年齢39歳)	4〜7人を1グループとして, Clark & Wells(1995)のモデルに則ったグループセッション(120分)を週1回で15週	Clark & Wells(1995)のモデルに則った個人セッション(60分)を週1回で15週	Social Phobia and Anxiety Inventory

図 グループCBTと個人CBTの比較のメタ分析

Study	N	Group CBT Mean(SD)	N	Individual CBT Mean(SD)	SMD(random) 95% CI	Weight %	SMD(random) 95% CI
Barrett (OCD)	29	8.28 (7.33)	22	8.36 (6.93)		14.57	−0.01 [−0.57, 0.54]
Brown (MDD)	25	15.48 (12.28)	13	15.08 (10.43)		9.96	−0.03 [−0.64, 0.70]
Fals-Stewart (OCD)	30	12.00 (7.00)	31	12.10 (7.00)		17.75	−0.03 [−0.52, 0.49]
Manassis (Child anx)	37	51.88 (13.32)	41	47.98 (11.84)		22.37	0.31 [−0.14, 0.75]
Scholing (SAD)	26	16.40 (8.70)	33	17.00 (7.10)		16.92	−0.08 [−0.59, 0.44]
Shapiro (ADJ)	10	8.30 (6.30)	12	4.50 (4.30)		5.92	0.69 [−0.18, 1.56]
Stangier (SAD)	22	67.50 (16.80)	22	59.70 (20.30)		12.52	0.41 [−0.19, 1.01]
Total (95% CI)	179		174			100.00	0.15 [−0.06, 0.36]

Test for heterogeneity: Chi² = 4.28, df = 6 (P = 0.64), I² = 0%
Test for overall effect: Z = 1.37 (P = 0.17)

−4 −2 0 2 4
Favours group Favours individual

OCD: 強迫性障害, MDD: 大うつ病, SAD: 社会不安障害, ADJ: 適応障害.

mal contact procedures. *Journal of Consulting and Clinical Psychology*, 52, 774-783.

Fals-Stewart, W., Marks, A. P., & Schafer, J.　1993　A comparison of behavioral group therapy and individual behavior therapy in treating obsessive-compulsive disorder. *Journal of Nervous and Mental Disease*, 181, 189-193.

Furukawa, T. A., Guyatt, G. H., & Griffith, L. E.　2002　Can we individualize the 'number needed to treat'? An empirical study of summary effect measures in meta-analyses. *International Journal of Epidemiology*, 31, 72-76.

Manassis, K., Mendlowitz, S. L., Scapillato, D., Avery, D., Fiksenbaum, L., Freire, M., Monga, S., & Owens, M.　2002　Group and individual cognitive-behavioral therapy for childhood anxiety disorders : A randomized trial. *Journal of American Academy of Child and Adolescent Psychiatry*, 41, 1423-1430.

Scholing, A. & Emmelkamp, P. M.　1993　Exposure with and without cognitive therapy for generalized social phobia : Effects of individual and group treatment. *Behavior Research and Therapy*, 31, 667-681.

Shapiro, J., Sank, L. I., Shaffer, C. S., & Donovan, D. C.　1982　Cost effectiveness of individual vs. group cognitive behavior therapy for problems of depression and anxiety in an HMO population. *Journal of Clinical Psychology*, 38, 674-677.

Stangier, U., Heidenreich, T., Peitz, M., Lauterbach, W., & Clark, D. M.　2003　Cognitive therapy for social phobia : Individual versus group treatment. *Behavior Research and Therapy*, 41, 991-1007.

第 3 章

強迫性障害

堀越　勝

1. はじめに

「几帳面」「きれい好き」などの言葉によって表現される行動は，一般に好ましいものとされている．しかし，その清潔さや整理整頓の状態を見て「完璧主義」「潔癖症」「神経質」などと表現する場合，人々はそこに度を越えた何かを感じ取っていることになる．ここで，度を越えた何かとして考えられるのは，決めた通りに実行しないと気がすまない，同じことを納得するまで繰り返すといった行動面での行き過ぎであったり，決まりごとなどへの執拗なこだわりなど，内面的な過剰さであったりする．人々は経験上，または感覚的に度を越えていることを知るが，科学的にその状態がどれほど逸脱したものかを知ることは有益である．科学的な手法で導きだした平均値は，共通の「物差し」となり，その基準を用いて過剰の度合いを測ることができるからである．本章で取りあげる強迫性障害は，平均的な度合いを越えた量のこだわりや，自分では止めることのできない行為によって苦しめられる障害である．

　強迫性障害は，成人の 40 人に 1 人の割合で見られる障害と考えられ，成人の場合，強迫性障害と診断された者の半数以上は女性である（Flament & Cohen, 2000）．小児期での発症は比較的少ないが，小児発症の強迫性障害の場合は女児よりも男児に多い（Riggs & Foa, 1993）．発症年齢は男性で 6 歳から 15 歳，女性で 20 歳から 29 歳と開きがあり，3 分の 1 から 3 分の 2 はストレスとなる重大な出来事を経験した後に発症したと報告している（Rachman, 1985）．この障害は，メンタルな問題の中でも最も苦しいもののひとつと考えられている．その理由は，この障害をめぐる隠蔽性にあり，本人は異常であると感じながらも，隠し続けることが多いからである．実際に，強迫性障害を発症してか

ら治療を受けるまでの平均時間は7年と非常に長い (National Institute of Mental Health, 2000).

歴史を通して, 奇妙な行動としか映らなかったこの障害にも, 近年様々な角度から光が当てられ, その実態と効果的な介入方法が明らかになってきている. 本章はその強迫性障害に対する臨床を扱ったもので, 強迫性障害の臨床を考える際に必要な理解と効果的な介入方法について実証に照らしながら考察するものである.

2. 強迫性障害についての理解

2.1 不安症としての強迫性障害

強迫性障害 (Obsessive-Compulsive Disorder) は, その英語名称が示す通り, 強迫観念 (obsessive thought) と強迫行為 (compulsive behavior) の2つの主症状によって特徴づけられる. DSM-IV-TR は, この障害を不安障害のひとつとして位置づけている. DSM-IV-TR は, この障害について「(著しい不安または苦痛を生じさせる) 強迫観念および／または (不安を中和するために行われる) 強迫行為を特徴とする」と表現している. 括弧外の部分が, 強迫性障害の主症状で, 括弧内はいずれもそれら症状の背後にある不安または苦痛を指している. つまり, 強迫性障害の主要な症状は, ともに不安と深く関わっており, 強迫性障害が不安障害のひとつに数えられている理由がそこにある. このことは, 強迫性障害を理解し, また効果的な臨床を目指す際に非常に重要な点となる. 図1は強迫性障害の発症パターンを示したもので, 強迫性障害の仕組みを説明する理論として一般的な「不安緩和理論」(anxiety-reduction theory) をWolpeが改訂したものに基づいて作られている (Wolpe, 1958).

強迫性障害については, 図1に示された4つの部分 (引き金, 強迫観念, 不安, 強迫行為) を通して考えると理解しやすい. 現象としては, これら4つの部分が連鎖的に他を誘発し, 強迫性障害のループを形成している. これまでに, 強迫性障害の定義, 分類, また介入などについて様々なモデルが提唱されているが, それらの考え方のほとんどが, 図1に示した4つのどの部分を強調するか, またどの部分を介入の原点とするかの違いであると言っても過言ではない.

第3章　強迫性障害

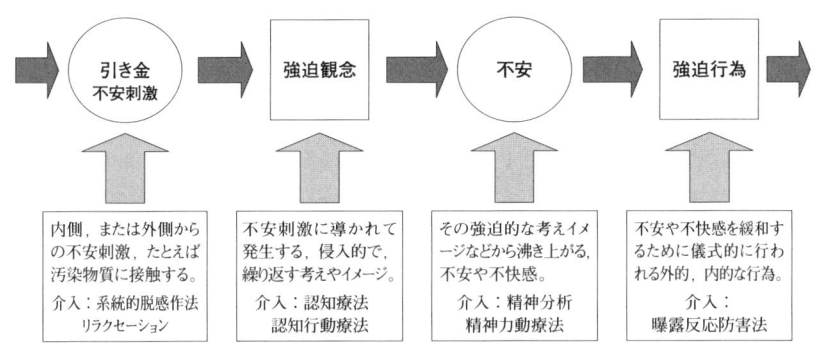

```
→ 引き金     → 強迫観念  → 不安    → 強迫行為  →
  不安刺激
    ↑           ↑           ↑           ↑
 内側，または外側から  不安刺激に導かれて  その強迫的な考えイメ  不安や不快感を緩和す
 の不安刺激，たとえば  発生する，侵入的で， ージなどから沸き上がる， るために儀式的に行わ
 汚染物質に接触する．  繰り返す考えやイメージ．不安や不快感．      れる外的，内的な行為．
 介入：系統的脱感作法  介入：認知療法     介入：精神分析    介入：
 リラクセーション    認知行動療法      精神力動療法     曝露反応妨害法
```

図1　強迫性障害の4つの部分と介入の位置（Wolpe, 1958）をもとに著者が作成した．

介入については後のセクションで触れるが，まずここでは簡単にそれら4つの部分について解説しておきたい．

2.2　強迫性障害の4つの部分

①引き金　引き金（trigger）は，強迫観念を誘発する何らかの刺激で，身体的な感覚であったり，実際の出来事であったりと多様である．それは，扉を開ける，鍵をかける，大小の用を足すなどの日常のありふれた生活行動，洗濯時に使う洗剤などの物質，衣服を身につけた時の感覚，顔を洗った感触などの場合もある．しかし，時には引き金を特定できないこともある．その場合は，前触れもなく強迫観念が侵入するところから，強迫性障害のパターンが開始される．強迫性障害を発症した当時には明らかな引き金が存在したが，習慣化されて，引き金を認知できなくなっている場合もある．便宜上，この図1では，引き金を強迫性障害のループのはじめに位置づけている．

②強迫観念　何らかの引き金によって導き出される強迫観念は，本人が望まずに侵入してくる考え，イメージ，衝動などである．本人はそれを無視，または抑え付けることができず，他のことを考えたり，特定の行動（強迫行為）を行うことによって中和されることが多い．内容的には暴力や性的な事柄に関する考えやイメージ，また汚染に関するもの，数字や順序へのこだわり，迷信や霊の世界にまつわるものなどが挙げられる．この侵入的で執拗に繰り返される

考えやイメージなどは，感情的な副産物を生むことになる．それは，不快感，苦痛，恐れなどの否定的な感情である．

③不安　不安（Anxiety）という言葉は，前述の不快感，違和感，焦燥感，苦痛などの総称として用いられることが多い．未完了な事柄に対する不快感，一人事が起こることへの恐れ，何かをしてしまうのではないかという恐れもこの類いである．不安はある種のアラームの役割を果たす感情であるが，強迫性障害に苦しむ者は，アラームが鳴り続けるのと似た状態を経験することになり，継続して鳴るアラームのスイッチを切る方法として，強迫行為が選択されることになり，やがて，その特定の行為によってのみアラーム（不安）が解除できると思い込むようになる．

④強迫行為　強迫行為は，強迫観念によって発生する不安を緩和するために，行わざるをえないと感じる行動で，儀式（ritual）とも呼ばれ，繰り返し行動（手洗い，身体の皮膚をつまんだり剝いたりする，順番通りに並べる，整頓する，確認など），または内面での行動など（物を数える，言葉を繰り返す，祈るなど）を指す．しかし，それらはリラクセーションのような不安や緊張に対する実際的な方策ではない．強迫行為は通常，最低でも1日に1時間以上行われる．また，本人は社会的には，強迫観念や強迫行為を誘発する刺激を回避する傾向も著しく（シャワーを浴びない，外出しないなど），結果的に生活機能や社会的活動が大幅に妨げられることがある．場合によっては，何年も自宅から出られない重篤なケースもある．

2.3　強迫性障害の定義

強迫性障害は前述の4つの部分からなることを述べたが，実際のところ，何をして強迫性障害と呼ぶかという厳密な線引きについては，歴史を通じて様々な見解が出されている．実際にDSMも版を重ねるたびに微妙に強迫性障害の診断基準を変えてきており，その第3版にあたるDSM-IIIでは，強迫観念は強迫性障害以外の障害（トゥレット障害（tourett's syndrome），統合失調症，うつ病など）から発生していないことが診断の条件として挙げられていた．しかし，その改訂版であるDSM-III-Rが出版された段階から，また第4版のDSM-IVにおいても，前述の条件は削除され，強迫性障害は他の障害と同時

に発生しうると改訂されている．また，発症のメカニズムについても，学習の結果，脳内の異常，認知の歪みなど多様な角度から考察され，現時点で20以上もの仮説が提唱されているが，どれも完全に証明されているとは言えない (Jenike, 1998)．しかし，その反面，近年の脳内イメージング技術や SSRI 薬の発達等に伴い，強迫性障害が単に心的外傷などの心理的な原因のみで発症すると考えることは難しく，この障害と脳内の構造，または活動の間には何らかの関わりが存在すると考えられている (Saxena, et al., 2001)．

また，強迫性障害とその他の障害の間に存在する症状の重複は，これまで研究者や臨床家たちを悩ませてきている．たとえば，醜形恐怖 (Body Dysmorphic Disorder) や抜毛癖 (Trichotillomania) は現象としては強迫性障害と酷似しているが，現在，これらは強迫性障害以外の範疇に含まれる．また，強迫性の溜め込み (Hording) も同様に，強迫性障害ではなく，強迫性人格障害と診断されるケースが多い．その違いは，本人が症状をどのように認知しているかによっている．本人が異常であると認知しながらも特定の行為を止めることができない場合もあれば，周囲が異常であると認識しながらも本人は違和感を感じない場合もある．現時点では，前者は強迫性障害，後者は強迫性人格障害と分類される．さらに摂食障害，依存症なども，自身のイメージや体重へのこだわり，強迫的な繰り返し行為などという点からみれば，強迫性障害と類似している．このように，見方によれば，「こだわり病」の類いは全て，強迫性障害と兄弟または親族と考えることができる．

以上のように，強迫性障害の定義をどのようにするかについては，依然として曖昧な部分が残されている．しかし，歴史的な見地から眺めると，大きな2つの流れの中でこうした議論が繰り返されてきており，それは「科学のしかた」による違いと考えることができる．科学的に物事を見極めるには，通常2つのアプローチが考えられる．一方は，共通点を見つけ，それを共通項として大きな括りに束ねようとする「収束タイプ」と，もう一方は相違点を発見して，細分化を進める「分割タイプ」の2つである．強迫性障害についても，やはりこの2つのアプローチが存在している．

収束タイプ　収束タイプの専門家は，こうした分類における葛藤から，類似

した症状をもつ障害を一つのグループにまとめることを試みた．ホランダー(Hollander)らは症状学，疫学，家族歴，神経生物学，併存症(comorbidity)，治療反応などの面から強迫性障害と重複すると思われる一群の障害を強迫関連障害(obsessive-compulsive disorder-related disorders)，または強迫性障害スペクトラム障害(obsessive-compulsive spectrum disorder)と称してグループ化を図った(Hollander, et al., 1994)．強迫性関連障害には，先述の醜形恐怖，トゥレット障害，摂食障害(eating disorder)や心気症(hypochondriasis)などが含まれている．しかし，最近，この考え方では元々の強迫性障害が独立した障害として成立しがたいと批判する者も出てきた(Yaryura-Tobias & Neziroglu, 1997)．また，ヤルラトバイアスとネズログル(Yaryura-Tobias & Neziroglu)は強迫性スペクトラム障害を関連障害(OCD related disorder)と併存型強迫性障害(comorbidity)としての強迫性の2つに分類している．前者は，症状，介入に対する反応，家族史が強迫性障害と類似している障害(摂食障害，薬物依存，統合失調症など)，後者は強迫性障害を同時に併発する障害である(醜形恐怖，心気症，トゥレット障害)．彼らは強迫性障害を持つ者の50％は同時に他のメンタルな障害を併せ持つことを指摘し，特定の障害に附随する形で存在する強迫性障害をこう呼んでいる．

分割タイプ　収束タイプに代表される，強迫性スペクトラム障害や強迫関連障害のように類似した障害をひとつにまとめる作業とは逆に，強迫性障害をさらに細分化する動きもある．強迫性障害を特性によっていくつかの下位タイプに分類するのである．最近では，それら細分化したサブタイプ間の違いを脳内の活動によって明らかにする試みなども行われている(Jenike, et al., 1998)．典型的なタイプ分けの例として，ジェニキ，ベア，ミニチェロ(Jenike, Baer, Minichiello)の5つのサブタイプを取りあげることができる(Marks, 1981)．こうした下位タイプ分けにも様々な考え方があるが，内容的にはそれほど大きな差は認められない．また，サブグループ間(確認強迫と洗浄強迫)の相違を前頭葉機能のパターンの違いによって明らかにしようとする試みもある(仲秋ら，2004)．

強迫性障害のサブタイプには以下のものが挙げられる．

(1)「洗浄／清掃タイプ」：強迫性障害の中でも最も典型的な部類に属するタイプ．泥，塵，バイ菌，ウイルス，糞尿，科学物質などに汚染される，または他人を汚染することにとらわれ，洗浄や清掃行為を繰り返す．

(2)「確認タイプ」：確かめることを少しでも怠たることで，危険なことや一大事が起こるのではないかという過度な恐れを持つ．鍵，電源やスイッチ，ガスの元栓，また家庭用品などが火災や事故の原因になるのではないかという不安のために，執拗に確認行動を繰り返す．

(3)「単純強迫観念タイプ」：望まない暴力や性などに関する思いやイメージなどが一方的に侵入してくる．内面的な強迫行為（数える，祈る，前の出来事を振り返って復唱する，決まった言葉を繰り返すなど）を行い，外に見える形での強迫行動はないことが多い．

(4)「強迫的緩慢タイプ」：自分の行動自体に対する疑いのために動作が緩慢になったり，作業を完了できなくなったりする．あたかもスローモーションのように見えたりすることもある．

(5)「混合タイプ」：文字通りいくつかの症状が同時進行しているタイプということになる．

ホッグソンとラックマン（Hodgson & Rachman）は強迫性障害の査定のための尺度（the Maudsley Obsessional-Compulsive Inventory）を作成しその強迫行為によってカテゴリー分けを行った（Jenike, et al., 1998）．その結果，強迫性障害に苦しむ人々の53％は確認行為，48％は洗浄行為，52％は強迫的緩慢，そして60％は慢性的な疑念に悩んでいると報告している（Jenike, et al., 1998）．つまり，強迫性障害のタイプ分けは便宜上のもので，実際にはいくつもの症状を併わせ持っているケースが少なくないという結果であった．

3. 強迫性障害に対する介入

強迫性障害に対する正式な介入の原点は，1世紀前のフランスにおける試みにあると考えられている．神経学者のジャネ（Janet）は現在の行動療法（エクスポージャー／曝露療法）と類似した方法で，強迫性障害への介入を行った（Marks, 1981）．実際に，曝露療法（Exposure Therapy）という名称もジャネ

(Janet) によって付けられた．しかし，100年も前に，強迫性障害への介入法として用いられた行動療法が，再び表舞台に登場するのは1960年代後半になってからである．それまでの期間行動療法が影を潜めていた理由は，精神分析の台頭にあると思われる．ジャネが曝露療法の基本的な手法を世に示すのと前後して，フロイト（Freud）は，「ねずみ男」として知られる事例を発表し（Freud, 1973），強迫性障害の症状自体ではなく，症状の背後にある意味に着目した．表出している症状は内面の葛藤などの現れに過ぎず，注目すべきはその内面にあると考えた．結果的に，強迫性障害に対する介入は症状に焦点を当てる「対症療法」から，背後にある衝動，葛藤，防衛機制などに重きを置く「根本療法」へと道筋を辿ることになる．しかし，60年代になると，再び「対症療法」に目を向ける動きが出てきた．実際に，根本的な問題の解決ではなく，外部からの統制が強迫症状を抑えることがわかってきたからである．マークス（Marks）は，厳格な修道院で生活をしていた強迫性障害を持つ女性たちの多くは，その期間，強迫性障害から解放されていたことを報告している（Marks, 1981）．また，ルイス（Lewis）は，重篤な強迫性観念に苦しめられた患者の多くは，従軍期間中はそれらの症状を持たず，兵役から解かれた後に症状の再発を見ていることを報告している（Marks, 1981）．

　精神分析による強迫性障害への介入については，効果研究が行われていないために，効果を測ることができない点，また米国の医療体制の変容に伴い，長期間の介入は経済的な面からも嫌われることなどから徐々に敬遠されるようになった．現在では逆に，効果研究の結果に基づき，短期間に具体的な介入方法を取り，効果を測ることのできる，行動療法，認知行動療法などが注目を集めるようになってきている．

　強迫性障害への介入はその手法によって大きく5つのグループに分けることができる．それらは，⑴行動療法系，⑵認知療法系，⑶精神分析系，⑷集団／家族療法系，そして⑸薬物療法系である．これらのグループはそれぞれ，介入の強調点をどこに置くかによって分類されている．前述の強迫性障害の4つの部分と重ね合わせて考えると理解しやすい．また，それぞれのグループを分けているのはこの障害に伴う不安の扱い方であることも付け加えておきたい．表1は不安と介入の関係をまとめたものである．また，強迫性障害への介入につ

いては，その介入場所を前掲の図1に示した．

　①引き金からの介入　行動療法系グループの初期の試みは，引き金の持つ効力を緩和させ，強迫性障害の連鎖をスタートさせないようにする方法であった．実際の手法としては，引き金となる刺激に徐々に曝露させ，次第に引き金に対し過敏に反応しないように習慣化させる方法である．つまり，不安が引き金に誘発されなければ強迫性障害を抑え込めると考えたのである．代表的な手法としては，系統的脱感作法（systematic desensitization），フラッディング（flooding）など一連の行動療法の介入法が挙げられる．しかし，こうした初期の行動療法は，強迫性障害に対してあまり効果がないことが分かってきた．たとえば，系統的脱感作法は，初めの段階では効果があると報告されていたが，標本数が極めて少ないこと，後の研究では対象者の30％から40％だけに効果が現れ，実際には相当数の面接を要することなどが分かってきた（Beech & Vaugh-

表1　不安と介入の関係

介入方法	不安に対する対処の方法と目的	効果
系統的脱感作法 （引き金からの介入）	不安刺激に徐々に慣れさせ，不安刺激に過敏に反応しないようにすることで，不安が上がらないようにする．不安を上げないことで，結果的に強迫行動を抑制しようとする．	当初考えられていたほどの効果が見られない（30％程度）．
認知療法／認知行動療法 （強迫観念からの介入）	不安は不安刺激についての解釈の仕方によって発生すると考え，解釈の仕方に変化をもたらすことで，不安を持ち上げないようにする．結果的に強迫的な儀式は不必要になる．	認知行動療法を行った75％は症状の改善を見ている．
精神分析／精神力動療法 （不安からの介入）	不安は過去の心的外傷からきており，症状は内面の隠された衝動などに対する防衛機制の現れと考える．その不安の出所などについての洞察を得ることで，不安と症状を取り除く．	正式な効果研究は行われていないため不明．
曝露反応防害法 （強迫行為からの介入）	不安刺激を用いて，不安をなるべく持ち上げた上で，儀式的行動による不安の緩和を阻止する．そうして，自然に不安を緩和できるように訓練する（リラクセーションも行わない）．	障害を持つ約60％から90％には，症状の改善が見られる．

nm, 1978 ; Cooper, et al., 1965)．他の方法と組み合わせて用いる場合には，たとえば現実曝露療法（in vivo エクスポージャー）は，対象者の60％に効果が現れているが，単独では大きな効果が望めない（Foa, et al., 1985）．また，慢性的な強迫性障害にはほとんど効果を示さず，発症して間もないようなケースに対してのみ効果を示している（Foa, et al., 1985）．

②**強迫観念からの介入** 認知療法系は主に強迫性障害の強迫観念に焦点を当てて介入を行う．強迫観念は非現実的な期待や過度の責任感によって起こると考え，そうした非現実的な考え方，また解釈を変容することで強迫性障害のグループを抑制しようとする（Salkovskis, 1989）．状況の解釈を変えることで，過敏な反応を抑え，結果的には不安を和らげることを目標としている．このグループの代表的なものとして，エリス（Ellis）の論理情動療法，ベック（Beck）の認知行動療法などが挙げられる．また，行動療法の中でも，強迫観念に直接働きかける，思考抑制（思考中断法 thought stopping）などもあるが，強迫性障害に対してはほとんど効果がない（Baer, 2000）．認知療法の強迫性障害に対する効果であるが，これまでに行われた正式な対照試験はそれほど多くない．論理情動療法の場合には，対照試験が2つ行われており，曝露反応妨害法（Exposure and Response Prevention；以後 ERP）との比較が行われている．その結果は両者ともに，強迫症状だけでなく社会恐怖についても効果をあげている．論理情動療法は，うつ得点を大幅に下げることに成功しており，強迫性障害とうつ病を同時に発症している場合には効果を期待することができる（Emmelkamp, et al., 1988）．認知行動療法の強迫性障害に対する効果であるが，強迫観念にまつわる否定的な自動思考（automatic thought）に挑戦する形の介入を行った2つの対照試験の結果では，75％の対象者の強迫症状が緩和され，ERPを一度行った場合と同等の効果が報告されている（Van Oppen, et al., 1995）．また，認知行動療法とERPを併用して行われた，強迫観念と内面的な儀式行為（外的な強迫行為はない）を持つ者を対象に行った研究では84％の成果をあげることができたと報告されている（Freeston, et al., 1997）．

③**不安からの介入** 強迫性障害は症状から考えると，認知障害や衝動制御の障害に属するようにも考えられるが，実際には不安障害に分類されている．しかし，ほとんどの介入方法は，強迫性障害の不安以外の部分から介入し，間接

的に不安を統制しようとするものである．たとえば，リラクセーション法は不安や緊張感に対する直接的な働きかけと考えられるが，強迫性障害に対する効果はほとんど見られない（Baer, 2000）．精神分析は，介入において不安を受け入れること（tolerating anxiety）をひとつの目標としている．そのことは，強迫性障害に対する精神分析的なアプローチが時代に合わせて短期間化されるとますます顕著になっている．短期間精神分析療法は，他に不安刺激療法（anxiety-provoking therapy）とも呼ばれ，短期間にもたらされる，解釈（interpretation）と洞察（insight），またそれによる激しい不安に耐えうる自我の強さが要求される．強迫性障害の症状は防御機制の現れと考え，たとえば汚染強迫は，肛門期への退行（regression）からくる囚われであり，強迫行為の多くは隠された衝動や考えを打ち消す（undoing）ために行われると考える（Sifneos, 1985）．いずれにせよ，精神分析系の介入は不安に焦点を当てるが，現在の症状としての不安を過去の問題への入口と考えている点では他と大きく異なっている．残念ながら，精神分析系の療法による強迫性障害に対する効果研究は行われていない．

　強迫性障害の不安からの介入として，強迫性症状の緩和に効果をあげているのは，行動療法のERPである．行動療法の一つで，初期の行動療法と異なっている部分は，不安の扱い方と曝露の対象である．初期の行動療法は引き金に曝露させ，引き金に慣れることで，不安刺激に反応しなくなることを目的としているが，ERPは引き金に曝露させることで不安をなるべく高く持ち上げ（最低でも中度程度まで），その不安に対して儀式行為を行わせないことで，不安が自然に緩和することができるように訓練していく．言い換えれば，ERPが実際に曝露させているのは不安そのものであって，引き金はその不安を持ち上げる道具に過ぎない．不安緩和のためには，リラクセーションを併用することも避ける．儀式の代用にならないためである．曝露法は引き金，不安，強迫行為にまたがって行う介入法である，次の④でさらに詳しく述べることにする．

　④**強迫行為からの介入**　前に示したように，最近，強迫性障害に対し最も効果をあげているのは，ERPである．ERPは不安を緩和するために普段行っている強迫行為を行わないようにするという介入法だとも言える．実際の効果については，ERPを用いた対照試験のメタ分析の結果が報告されている．曝露と

反応抑制の両方の組み合せによる介入は，強迫観念と強迫行為の緩和に明らかに効果的であることが判る（Von Balkom, et al., 1994）。この介入法を終えることのできた者の51%は，強迫症状が最低でも70%緩和しており，さらに，39%の者は，30%から69%の幅で症状の緩和が見られたと報告されている。総合すると，両方で，ERPを受けた90%の者に対しては効果があったことになる（Abramowitz, 1997）。強迫性障害に対する行動療法についての効果研究のレビューは，ERPを経験した80%から90%の者は症状が改善され，追跡期間はまちまちだが，予後についても，ERPによって症状の改善を見た者の約70%から80%は，引き続き良い状態を保っていることが報告されている。途中でERPを中断するケースを考慮に入れても，63%の強迫性障害患者は症状の緩和を経験していると報告されている（Stanley & Turner, 1995）。また，ERPと薬物療法を併用する場合の回復率はおよそ90%と非常に高くなる。しかし，薬物療法のみの場合は，治療を受けた60%から80%に症状の改善が見られるが，70%から90%の者に再発が見られる（Greist & Jefferson, 1995）。

　ERPには想像曝露（イメージ・エクスポージャー imagined exposure）と実際に恐れている物事に対処する現実曝露の2種類がある。想像曝露は単独ではそれほどの効果をもたらさないが，現実曝露と組み合わせると，現実曝露で得た効果を持続させるためなどには有効である（Steketee, 1993）。ERPの原則は，(1)恐れていることになるべく多く直面する，(2)避けなければならないと強く感じても，避けないでそこに留まる，(3)不安を緩和するための儀式を行いたくても行わない，(4)自然に不安が低下するまで待つ（リラクセーションも行わない）である。実際の介入手順は以下の通りである（Greist & Jefferson, 1995；堀越，2004）。

　ステップ1・インテイクと査定　面接と尺度を用いて，強迫性障害の種類と深刻度を探る。一般には，エール・ブラウン強迫観念強迫行為尺度（Y-BOCS）を含むアセスメントバッテリーが用意されることが多い（治療者が項目を読み上げ答えてもらう方が望ましい）。

　ステップ2・心理教育と同盟関係作り　ERPを始めるにあたり，心理教育が行われる。障害発生の仕組みとERPがどのように働くかを解説する。この段階で，ERPのターゲットは自分の中の不安であることを明らかにする。また，

共に強迫性障害にニックネームをつけると良い．これは，障害を客観的に見ることを助け，「共に戦う」という同盟関係を結びやすくする工夫である．

ステップ3・介入計画作り 長期目標を一緒にたて，具体的に行うべき行動を説明する．目標は現実的なものにし，目標が複数の場合は優先順位を決める．具体的で，80％ぐらい達成可能な目標を初めの目標とする．介入計画が出来上がった時点で，必ず本人の同意を得る．同意を得ない計画はほとんど実現しない．

ステップ4・ERPの実行 コーチをつけて実践を行う．まずERP開始前の本人の不安の大きさ（ベースライン）を知る．不安の推移をモニターするために，主観的苦痛単位（Subjective Units of Disorder ; SUD）を用いて不安の強さのモニターを行う．SUDSとは感じている不安の大きさを1から10の数字（または，1から100）で申告してもらう数値のことである．まずベースライン，次に引き金への曝露後の最高値，そして最後に強迫行為を行わないで30分から45分経った後の不安の値を報告してもらい，比較し，不安を自然に落とせるようになっているかをモニターするとともに本人に自分の不安の推移を認識してもらう．1回のセッションは1時間半から2時間になる．セッションの頻度であるが，症状が中程度の場合は最低でも週に2から3セッション行い，できれば宿題として個人でも自宅でERPを行ってもらうことが望ましい．

さて，ERPは強迫性障害にとっての救世主となりえるのだろうか．確かに，研究結果はどれもその効果を約束しているように見える．しかし，ERPにも限界がある．ひとつは介入の性質上，抵抗を感じる者も多く，強迫性障害のクライエントのおよそ25％はこの種の行動療法を拒絶する（National Institute of Mental Health, 2000）．さらに，失調型人格障害，重篤なうつ状態か躁状態，妄想，自分の持つ強迫観念を真剣に現実のものと受け取る，深刻な家族問題，介入に非協力的，これら要素のどれかが高い場合には，ERPには肯定的に反応していない（Baer & Minichiello, 1998）．その場合には，薬物療法と組み合わせて用いる方が効果をあげている（Baer & Minichiello, 1998）．ちなみに，薬物療法の効果であるが，様々な研究結果を総合すると，薬物治療（特にSRI治療）は強迫性の症状を約30％緩和すると報告されている（Greist, et al., 1995 ; Pigott & Seay, 1997）．また，ERPと薬物療法を併用する場合の回復率はおよ

そ90％と非常に高くなる．しかし，薬物療法のみの場合は，治療を受けた者の60％から80％に症状の改善が見られるが，70％から90％の者に再発が見られる（Greist & Jefferson, 1995）．

4．まとめ

　強迫性障害について，その実態と臨床について実証を拾いながら述べてきたが，現時点においても不明な点の多い障害であることが浮き彫りになる結果となった．しかし，その反面，確かにERPや認知療法のように効果をあげている介入方法が存在することは朗報である．

　さらに，グループによる介入や家族療法にも挑戦してみる価値があることを指摘しておきたい．グループには心理教育を目的とするもの，支持的な自助グループ等があるが，一般にはERPをグループで行うという形で用いられることが多い．いくつかのグループERPの研究結果によると，参加者の症状の重度が約75％緩和され（Van Noppen, et al., 1997 ; Krone, et al., 1991），慎重に計画された対照試験による，個人とグループのERPの効果の比較では，両者とも互角の効果をあげ，6カ月後の結果においても双方とも効果を持続していた（Fals-Stewart, et al., 1993）．この両者の違いは，個人で行うERPの方が，早い時期に効果を見ることができる点であった．家族のメンバーをERPに参加させることについては，有益であるとするものもあるが，逆に2つの対照試験の結果では，効果の向上にはつながっていなかった（Steketee & Pruyn, 1998）．しかし，クライエントの宿題への参加を確実にするため，また家族の理解を得るためにも家族のメンバーの介入への参加は望ましい．強迫性障害に対する介入は，非常に難しい反面，介入が奏効した場合には見える形で結果を共有できることから，援助側にも被援助側にとっても非常に大きな喜びをもたらすことを最後に付け加えておきたい．

Abramowitz, J. S. 1997 Effectiveness of psychological and pharmacological treatments for obsessive-compulsive disorder : A quantitative review. *Journal of Consulting and Clinical Psychology*, 65, 44-52.

Baer, L. 2000 *Getting Control* (revised ed.). Little, Brown.
Baer, L. & Minichiello, W. 1998 Behavior therapy for Obsessive-Compulsive Disorders. In M. A. Jenike, L. Baer, & W. E. Minichiello (Eds.) *Obsessive-Compulsive Disorders : Practical Manegement*, 3rd ed., Mosby, Inc.
Beech, H. R. & Vaughnm, M. 1978 *Behavioral treatment of obsessive states.* Willey.
Cooper, J. E., Gelder, M. G., & Marks, I. M. 1965 Results of behavior therapy in 77 psychiatric patients. *British Medical Journal*, 1, 1222-1225.
Emmelkamp, P. M. G., Visser, S., & Hoekstra, R. J. 1988 Cognitive therapy vs exposure in vivo in the treatment of obsessive-compulsives. *Cognitive Therapy and Research*, 12, 103-114.
Fals-Stewart, W., Marks, A. P., & Schafer, J. 1993 A comparison of behavioral group therapy and individual behavioral therapy in treating obsessive compulsive disorder. *The Journal of Nervous and Mental Disease*, 181, 189-193.
Flament, M. F. & Cohen, D. 2000 Child and adolescent obsessive-compulsive disorder : A review. In M. Maj, N. Sartorius, et al. (Eds.) *Obsessive-compulsive disorder.* WPA series evidence and experience in psychiatry, 4. John Wiley and Sons.
Foa, E. B., Steketee, G., & Ozarow, B. J. 1985 Behavior therapy with obsessive-compulsives : From theory to treatment. In M. Mavissakalian, S. M. Turner, & L. Michelson (Eds.) *Obsessive-compulsive disorder : Psychological and pharmacological treatments.* Plenum Press, pp. 49-120.
Freeston, M. H., Ladouceur, R., Gagnon, F., Thibodeau, N., Rheaume, J., Letarte, H., & Bujold, A. 1997 Cognitive-behavior treatment of obsessive thoughts. *Journal of Consulting and Clinical Psychology*, 65 (3), 405-413.
Freud, S. 1973 *Three case histories*, Macmillan (Translated by P. Rieff ; Originally published in 1909.)
Greist, J. H. & Jefferson, J. W. 1995 Obsessive compulsive disorder. In G. O. Gabbard (Ed.) *Treatment of psychiatric disorders*, 2nd ed., pp. 1477-1498.
Greist, J., Jefferson, J., Koback, K., Katzelnick, D., & Serline, R. 1995 Efficacy and tolerability of serotonin transport inhibitors in obsessive-compulsive disorder : A meta-analysis. *Archives of General Psychiatry*, 52, 53-60.
Hollander, E., Zohar, J., Marazzitti, D., & Olivier, B. (Eds.) 1994 *Current insights in obsessive-compulsive disorder.* Wiley.
堀越　勝　2004　強迫性障害：エビデンス・ベースト・カウンセリング. 現代のエスプリ別冊, 305-317, 至文堂.
Jenike, M. A. 1998 Theories of Etiology. In M. A. Jenike, L. Baer, & W. E. Minichiello (Eds.) *Obsessive-Compulsive Disorders : Practical management*, 3rd ed., Mosby, Inc.

Jenike, M. A., Baer, L., & Minichiello, W. 1998 An overview of Obsessive-compulsive disorder. In M. A. Jenike, L. Baer, & W. E. Minichiello (Eds.) *Obsessive-Compulsive Disorders : Practical Management*, 3rd ed., Mosby, Inc.

Krone, K. P., Himle, J. A., & Nesse, R. M. 1991 A standardized behavioral group treatment program for obsessive-compulsive disorder : Preliminary outcomes. *Behaviour Research and Therapy*, 29, 627-631.

Marks, I. M. 1981 Review of behavioral psychotherapy. I : Obsessive-compulsive disorders. *American Journal of Psychiatry*, 138, 584-592.

仲秋秀太郎・村田佳江・佐藤起代江・小川　成・加藤健徳・田中康治・橋本伸彦・鈴木美乃・古川壽亮・杉山　通・堀越　勝　2004　確認強迫と洗浄強迫の患者群における前頭葉機能のパターンの違い．強迫性障害の研究，5. OCD 研究会，加藤克朗・上島国利（編），星和書店，133-135.

National Institute of Mental Health 2000 Facts about obsessive-compulsive disorder (publication No. OM-99-4154). Bethseda, MD : NIMH Anxiety Disorders Education Program.

Pigott, T. & Seay, S. 1997 Pharmacotherapy of OCD. *International Review of Psychiatry*, 9 (1), 133-147.

Rachman, S. J. 1985 An overview of clinical and research issues in obsessional-compulsive disorders. In M. Mavissakalian, S. M. Turner, & L. Michelson (Eds.) *Obsessive-compulsive disorder : Psychological and pharmacological treatment*. Plenum Press.

Riggs, D. S. & Foa, E. B. 1993 Obsessive-compulsive disorder. In D. H. Barlow (Ed.) *Clinical handbook of psychological disorders*. Guilford.

Salkovskis, P. M. 1989 Obsessive - compulsive problems : A cognitive - behavioural analysis. *Behaviour Research and Therapy*, 23, 571-583.

Saxena, S., Bota, R. G., & Brody, A. L. 2001 Brain-behavior relationship in obsessive-compulsive disorder. *Seminars in Clinical Neuropsychiatry*, 6 (2), 82-101.

Sifneos, P. E. 1985 Short-term dynamic psychotherapy for patients suffering from an obsessive-compulsive disorder. In Mavissakalian, S. M. Turner, & L. Michelson (Eds.), *Obsessive-compulsive disorder : Psychological and pharmacological treatment*. Plenum Press.

Stanley, M. A. & Tumer, S. M. 1995 Current status of pharmacological and behavioral treatment of obsessive-compulsive disorder. *Behavioral Therapy*, 26, 163-186.

Steketee, G. S. 1993 *Treatment of obsessive-compulsive disorder*. Guilford.

Steketee, G. & Pruyn, N. A. 1998 Families of individuals with OCD. In R. P. Swinson, M. M. Antony, S. J. Rachman, & M. A. Richters (Eds.) *Obsessive compulsive disorder : Theory, research, and treatment*. Guilford.

第 3 章 強迫性障害

Van Balkom, A. J. M., van Oppen, P., Vermeulen, A. W. A., Van Dyck, R., Nauta, M. C. E., & Vorst, H. C. M. 1994 A meta-analysis on the treatment of obsessive-compulsive disorder : A comparison of antidepressants, behavior, and cognitive therapy. *Clinical Psychology Review*, 14, 359-381.

Van Noppen, B., Steketee, G., McCorkle, B. H., & Pato, M. 1997 Group and multifamily behavioral treatment for obsessive compulsive disorder : A pilot study. *Journal of Anxiety Disorders*, 11 (4), 431-446.

van Oppen, P., de Haan. E., Van Balkom, A. J. L. M., Spinohoven, P., Hoogduin, K., & Van Dyck, R. 1995 Cognitive Therapy vs exposure in vivo in the treatment of obsessive-compulsive disorders. *Behavior Research and Therapy*, 33, 379-390.

Wolpe, J. 1958 *Psychotherapy by reciprocal inhibition*. Stanford University Press.

Yaryura-Tobias, J. A. & F. Neziroglu 1997 *Biobehavioral treatment of obsessive-compulsive spectrum disorders*. W. W. Norton & Company.

第4章

社会恐怖／社会不安障害

原井宏明

はじめに

社会不安障害（Social Anxiety Disorder ; SAD）は不安障害の中では研究が出遅れた疾患である．米国では1990年代までは"無視された疾患"であった．日本では日本特有の文化依存症候群であると考えられていた．一方，内気，上がり症などの対人場面の不安を意味する言葉はどの言語にもあり，そのために悩む人はどの国にも昔からいた．今日，SADはどこにでもある疾患である．研究の件数は著しく増加し，1991年以降の論文数は1990年までの論文数の合計を超えている．90年代の研究はSADについて，それまでの研究にはなかった何を付け加えたのだろうか？

ここではこれらの問題を整理し，そして日本語文献と比較し，最後に研究の進むべき方向について提案する．症状や診断，治療の具体面には触れない．代わりにSADに関する日本語の成書を最後に参考文献としてあげた．

1. 日本と諸外国の研究の動向

1.1 レビューの方法

レビューの方法として医学文献二次情報を利用することにした．日本については医学中央雑誌（以下，日本語）を，諸外国についてはPubMed，PsychINFO（以下，英語）を用いることにした．2005年6月に，それぞれのデータベースからSADに関連する論文を検索した．医学中央雑誌は1981年から検索し728件がヒットした．PubMedとPsychINFOは1964年から検索し，重複を除外し，7525件がヒットとした．これらのデータベースから論文検索

を行った．キーワードは最近の展望論文や教科書から選び出した．

1.2 論文の本数の動向

図1に諸外国，日本の論文数の動向を示す．諸外国では1980, 92年を除いて増加している．日本では1999年を除いて増加している．

1.3 国別，年代別

PubMedとPsychINFOの筆頭著者の住所によって国別分類を行った．表1に1986年から5年ごとにまとめた国別論文数を示す．

表から次のことが分かる．①米国が最も多い．1996年は半分以上が米国からである．増加率も高い．20年間に10倍以上に増加した．②オーストラリア，カナダ，イタリア，オランダなどは1990年以前から論文を出している．イタリアを除く，これらの国々も20年間に論文の数を増やした．③それまでほとんど論文を出していなかったドイツ，スウェーデン，スペイン，フランスなどが1991年から論文を著しく増やした．④英国，日本，イタリアは，この20年間あまり変わらない．まとめると，英国連邦諸国と日本，オランダ，イタリアが伝統的にSADに興味を持っていたといえる．1991年から米国が本格的に乗り出し，あわせて他の国々も出し始めた．

このように1990年前後はSAD研究にとって節目の時期である．1990年代

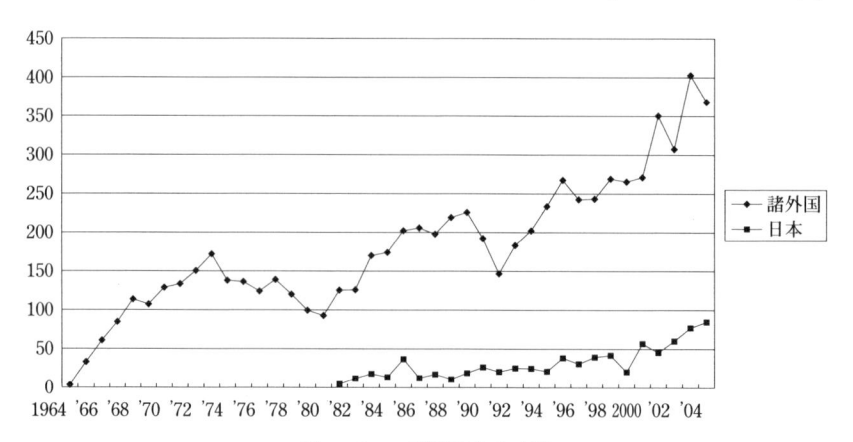

図1　SAD関連論文の本数

表1 SADの国別論文数 (件)

発行年	1986〜1990	1991〜1995	1996〜2000	2001〜2005	合計
米国	30	197	331	352	910
カナダ	12	73	45	88	218
オランダ	9	80	54	57	200
オーストラリア	15	56	44	43	158
ドイツ	1	10	33	64	108
スウェーデン	2	23	28	33	86
イタリア	11	22	17	21	71
英国（イングランド）	5	23	9	34	71
スペイン	0	7	8	47	62
フランス	2	10	19	29	60
日本	2	12	13	25	52
ブラジル	1	2	5	23	31
ノルウェー	4	9	3	13	29
南アフリカ	1	1	6	20	28
ニュージーランド	1	1	13	13	28
フィンランド	1	9	5	10	25
イスラエル	1	5	2	14	22
デンマーク	3	9	1	4	17
スイス	0	4	2	9	15
アイルランド	1	3	1	9	14
トルコ	0	1	0	13	14
メキシコ	0	8	0	5	13
オーストリア	1	1	4	6	12
韓国	0	0	0	10	10

PubMedとPsychINFOデータベースによる．調査期間中に10件以上現れている国のみ示した．その他の国では，ギリシア，香港，イラン，ロシア，サウジアラビア，チェコ，ベルギー，シンガポール，中国，ポルトガル，台湾がある．

をはさんだ前後の違いは次のように要約できる．SADという用語と米国での研究，認知モデルによる精神病理学，認知療法，選択的セロトニン再取り込み阻害剤（SSRI；Selective Serotonin Reuptake Inhibitor），神経生物学である．そして，これらの背景には研究手法の革新がある．それらをまとめると，①操作的診断基準と構造化面接，②一般地域人口を対象にした疫学的研究，③認知行動療法による標準化された治療パッケージ，④プラセボ治療群を設定した無作為割りつけ比較試験（Randomized Controlled Trial；RCT），⑤RCTによって実証された治療（Empirically Supported Treatments；EST）の普及活動と治療の実効性に関する研究，である．これらの変化の一部は日本にも波及している．

テーマ別に研究動向を調べるに当たり諸外国に関しては1990年以前と91年以降に分けて集計した．日本語については99年以降の325件の文献に対して行うことにした．

1.4　テーマ別

テーマ別検索の結果を表2～表6に示す．理論的研究に関する表5を除き，キーワードは日本語での出現順に並べている．日本語の理論的研究はほとんどなかった．

診　断　診断に関する研究について表2に示す．思春期や青年期，合併精神障害（comorbidity）は日本語，英語のどちらでも関心が高い．日本語では"引きこもり"や人格障害，精神病理に関心が高い．英語では広場恐怖や全般性不安障害（Generalized Anxiety Disorder；GAD）に関心が高い．ただし，広場恐怖への関心は減少している．

英国連邦系の研究者にとって広場恐怖とSADとの鑑別は1990年以前からの重要な問題であった．しかし，研究が蓄積するにつれて発症年齢や有病率，家族歴，不安誘発テストへの反応の点で2つの疾患の違いが明らかになった．現在はこれら2つの合併が問題になっている（Mannuzza, et al., 1990）．GADは疾患自体が1990年代から研究者の興味を引くようになった新しいテーマである．当初から，GADとSADとの合併が問題になっている（Mennin, et al., 2000）．不安障害別の合併率について不安障害治療センターを受診した患者を

表2 診断に関する研究の動向 (件)

キーワード	key word	英語〜1990年	英語1991年〜	日本語
対人恐怖	Taijin kyofu sho	3	24	214
社会不安障害	Social Anxiety Disorder	0	341	70
思春期, 青年期	Adolescent, Child	1119	1107	75
合併, 共存	Comorbid	25	780	34
引きこもり	Social Withdrawal	2	15	31
人格障害	Personality Disorder	197	249	29
精神病理, 症候論	Psychopathology, Symptomatology	44	81	24
統合失調, 分裂病	Schizo, Paranoi, Psychosis	201	140	20
サブタイプ, 分類	Subtype	23	195	19
登校（不登校, 登校拒否）	School Phobia	115	28	19
自己臭恐怖	Olfactory Reference Syndrome	1	4	13
高齢者, 初老, 老年	Elderly, Geriatric	17	32	9
全般性不安障害	Generalized Anxiety Disorder	54	352	9
広場恐怖, 空間恐怖	Agoraphobia	756	402	4
古典的対人恐怖, 妄想型, 攻撃型	Offensive Type	0	5	4
アスペルガー, パーキンソン, 斜頸, 発達障害	Asperger, Parkinson, Spasmodic Torticollis, Developmental Disorder	7	28	6

この他, 自己臭（Bodily odors）は英語は1, 日本語は13, 視線恐怖（Opthalomophobia, Scophobia）は0, 8, 緘黙, 場面緘黙（Mutism）は46, 0であった.

対象にした報告がある（Brown, et al., 2001）. ここではGADがSADとの合併診断の中で最も多い. うつ病性障害との合併はしばしば問題にされる. しかし, SADはOCD（強迫性障害）やGADと比べるとうつ病を合併する頻度が少ない.

　SADのサブタイプ（亜型）の問題はDSM-III-Rに全般型が採用されたときからの問題である. 全般型と回避性人格障害との違いの根拠が乏しい, 非全般型との違いは重症であることだけ, という批判にさらされてきた（Moutier &

Stein, 1999；Widiger, 1992)．SADと診断された患者を対象にさまざまな質問紙法を施行し，因子分析を行うといくつかの因子が抽出される．その結果からSADにおけるサブタイプを提案するという研究が約90件ある．しかしこれらのサブタイプの中で治療反応性のような外的妥当性をもつまでに至ったものはない．また，解析の多くは重症度のような連続的次元モデルからも解釈できる(Stein & Deutsch, 2003)．

DSM-IVの診断はカテゴリカル・モデルに準拠している．SADというカテゴリーが他の不安障害や気分障害から独立していることは多くの研究が一致している．しかし，非臨床例や他の社会不安を症状とする精神障害とSADとの間には質的な差がなく，連続性がある，SADというカテゴリーではなく社会不安スペクトラム（social anxiety spectrum）の中で考えるべきだ，とする主張が2002年ごろから見られる（Schneier, et al., 2002)．このスペクトラムに含まれる精神障害には場面緘黙や広汎性発達障害，回避性人格障害，非定型うつ病，身体醜形性障害などがある．他に，明らかな外見上の異常を伴う疾患を持つ患者における社会不安の研究が増加した．例えば，吃音やパーキンソン病に伴う振戦，本態性振戦，奇形，熱傷の瘢痕などである．これらにおける社会不安もSADに連続したものと考えたほうが良いとする主張が見られる（Lauterbach, et al., 2004)．表2において「アスペルガー，パーキンソン，斜頸，発達障害」がヒットした文献が該当する．斜頸（spasmodic torticollis）やパーキンソン氏

表3　研究方法に関する研究の動向　　　　　　　　　　　　　　　　　(件)

キーワード	key word	英語 ～1990年	英語 1991年～	日本語
症例報告，一例，一事例，一症例	Case Report, Single Case	632	364	95
対照群	Controlled Trial, Controlled Study	204	330	3
家族研究，家族歴，双生児	Family Study, Family Studies, Family History, Twin Study	25	84	1
疫学	Epidemiology	122	560	7
質問紙，評価尺度，測定尺度	Inventory, Measure, Questionnaire	467	1332	27

この他，遺伝（Gene, Genetic, Hereditary）は英語は162，日本語は1．

病についてはSADとの生物学的共通性があることを指摘している研究がある(Gundel, et al., 2001).

SAD研究の歴史の中で新しく出現するようになった用語はSocial Anxiety DisorderとTaijin kyofu shoである．SADは日本語，英語の双方にとって新しい．英語で初めて出現するのは，1996年のClarvitらによる，"The offensive subtype of Taijin-kyofu-sho in New York City: the phenomenology and treatment of a social anxiety disorder"である（Clarvit, et al., 1996）．英語圏の研究者にとっては，SADという言葉とTaijin kyofu shoという言葉は同時に出現する用語である．一方，日本語でSAD（社会不安障害）が出現するのは，2000年の貝谷らによる，「社会不安障害の生物学：線条体ドパミン仮説」である（貝谷ら，2000）．日本の研究者にとっては，SADという言葉は生物学的研究と同時に出現した用語である．ただし，Taijin kyofu shoが英語の論文で初めて紹介されたのは1979年のTanaka-Matsumi（Tanaka-Matsumi, 1979）による．この後10年間，Taijin kyofu shoは英語では現れない．

表4　評価尺度の動向　　　　　　　　　　　　　　　（件）

key word	英語 〜1990年	英語 1991年〜	日本語
LSAS (Liebowitz Social Anxiety Scale) (Liebowitz, 1993)	0	115	6
SPS (Social Phobia Scale) (Mattick & Clarke, 1998)	6	121	2
SIAS (Social Interaction and Anxiety Scale) (Mattick & Clarke, 1998)	3	25	2
FNE (Fear of Negative Evaluation) (Watson & Friend, 1969)	25	71	2
SAD (Social Avoidance and Anxiety Scale) (Watson & Friend, 1969)	4	29	2
BSPS (Brief Social Phobia Scale) (Davidson, et al., 1991)	0	34	2
FQ (Fear Questionnaire)	14	41	0
SPAI (Social Phobia and Anxiety Inventory) (Turner, et al., 1989)	8	147	0

日本語では2000年までは対人恐怖は対人恐怖以外にはなかった．しかし，DSM-III-Rの導入によって社会恐怖や社会不安障害という用語が入り，日本人にとっても対人恐怖との異同が問題になった．結果的には従来診断において対人恐怖と診断される多くの患者がSADと診断されることに日本人研究者も同意している（Yamashita, 2002）．一方，自分の視線や自己臭などが他人に不快感を与えると考える患者を，SADと診断することについて研究者によっては抵抗がある．このタイプの患者については対人恐怖をさらに分けて"古典的対人恐怖"と呼ぶ文献が2001年から見られる（松永ら，2001）．英語では，"Offensive subtype"と呼ばれている．自己臭恐怖は英語では"Olfactory reference syndrome"として以前から記述され，心気症のひとつとされている（Bishop, 1980）．しかし，系統的な研究はない．

研究方法 研究方法について検索した結果を表3に示す．ここでは英語と日本語の差は明確である．日本語の研究は325件の中から検索したが，そのうち約3分の1が症例報告であった．英語では約7分の1である．対照群をもつ研究は日本語では3件しかない．生物学や遺伝，疫学的研究は日本語では事実上ない．質問紙に関する研究は日本語が27件ある．これらは他の研究の基礎となるものである．評価尺度の使用頻度について表4に示す．LSASは1991年以降に日本語と英語の双方でよく用いられるようになった．治療法の効果研究では事実上のスタンダードである．英語ではSPAIが最もよく使われている．この評価法の日本語訳は2005年7月時点ではまだ出版されていない．

理論的研究 日本語では文化に関するものを除いてオリジナルな理論的研究はほとんどなかった．ここでは英語のみを集計し表5にまとめた．生物学的研究と認知モデルに関連する研究が著しく増加していることがわかる．

SADの認知過程についての研究は1985年ごろからある．まとまったものになったのは1993年ごろである．複数の研究者（Stopa & Clark, 1993）によってSADの認知の特徴についてまとめられている．1995年，ClarkとWellsが認知モデルをまとめた（Clark & Wells, 1995）．これらは①自己や相手に対する注意の向け方，②解釈，③記憶と再生，④安全（希求）行動，の領域に分けるこ

第4章 社会恐怖／社会不安障害

表5 理論的研究の動向，病因や認知モデルなど （件）

キーワード	key word	英語 ～1990年	英語 1991年～
生理学，脳波，電位	Physiology, Physiologic, EEG, Potential	297	482
セロトニン	Sertonin, 5-HT	22	317
生物学，レセプター，トランスミッター，神経伝達物質	Biology, Receptor, Transmitter	45	144
文化	Culture, Cultural	48	112
条件付け	Conditioning	195	105
イメージング，MRI，SPECT, CT, PET, 画像	Imaging, MRI, SPECT, CT, PET	12	92
ドーパミン	Dopamine	10	56
認知モデル	Cognitive Model	1	49
扁桃体	Amygdala	2	43
行動抑制	Behavior Inhibition, Behavioural Inhibition	3	33
認知バイアス，認知の歪み，認知的評価	Cognitive Bias, Cognitive Distortion, Cognitive Appraisal	5	27
自己効力感	Self efficacy, Self-efficacy	12	17

文化については日本語で18件あった．

とができる．self-focused attention（自己の行動，特に情動反応に過度な注意を払う），safety behaviors（情動反応を下げる目的の行動），selective retrieval strategies（記憶再生の偏り）などがある．他には，self-presentation theoryが提案されている．これによれば，①対人場面で自己を高く評価されたいという動機付け，②それを達成する可能性に対する疑念，がSADの認知の特徴とされる（Leary & Kowalski, 1995）．認知に関する研究は1990年代後半から特に増加しているが，この10年間には大きな変化はない（Heinrichs & Hofman, 2001）．

条件付けに関する研究は1990年以降，以前と比べれば減少している．5年ごとに見ると1971～75年が74件で最も多く，1991～95年が24件と最も少な

表6 治療法の動向 (件)

キーワード	key word	英語〜1990年	英語1991年〜	日本語
薬物療法，薬物，薬理学	Pharmaco	233	509	89
森田療法	Morita Therapy	2	3	48
フルボキサミン，パロキセチン	Fluvoxamine, Paroxetine, Fluoxetine, Venlafaxine, Citalopram	2	214	39
認知療法，認知変容，認知再構成，認知修正	Cognitive Therapy, Cognitive Modification, Cognitive Restucturing	31	345	33
行動療法	Behavior Therapy, Behaviour Therapy	1010	300	19
精神分析，内省指向，力動的，対象関係論	Psychoanalysis, Psychodynamic, Insight Oriented	83	48	13
集団行動療法，集団認知行動療法	Behavior/Behavioural Therapy, and Group	105	88	6
SST，社会技術，生活技能	Social Skill	16	89	5
リラクセーション，筋弛緩，自律訓練	Relaxation	228	53	6
エクスポージャー，エキスポージャー，暴露，曝露，脱感作法	Exoposure, Flooding, Implosion, Desensitization	623	412	3

い．従来，SADにおける不安反応の成因として社会場面での失敗による条件付け，他人の失敗を観察することによる代理条件付け・観察学習を通じて獲得されると想定されてきた．しかし，軽症の限局型の患者のほうが重症の全般型よりも社会場面での失敗経験が多い（Stemberger, et al., 1995）ことから考えると，学習のヒストリーのみではSADの病因を説明できない．このため条件付けのパラダイムによる研究は行き詰まった．しかし，1996年からは生物学的研究が条件付けのパラダイムを利用するようになった．PETスキャンによって脳代謝を測定しながら，恐怖条件付けや馴化を行うもの（Veltman, et al.,

2004),双生児研究と恐怖条件付けを組み合わせたものが現れている (Skre, et al., 2000).生物学的研究の進歩によって恐怖学習の準備性を説明できるようになったと言える.

治療法 1990年代の治療研究はSSRIに代表される薬物療法とSADに対する認知モデル研究を臨床に応用した認知行動療法によって特徴付けられる.治療法について検索した結果を表6に示す.これからは薬物療法と認知療法に関する論文が1991年以降に増加したことが分かる.行動療法やエクスポージャーは他よりも多いものの,減少傾向にある.これらについては新しい知見を出せなくなったためだと思われる.エクスポージャー関連の新しい技法としてはバーチャルリアリティを利用したエクスポージャーが目立つ程度である.これは1996年 (Glantz, et al., 1996) から40件ある.精神分析はもともと少ない上にさらに減少している.

日本語の特徴は森田療法が多いこと,認知療法が行動療法やエクスポージャーよりも多いことである.英語ではエクスポージャーや行動療法が1991年以降でも薬物療法の次に多い.一方,日本語では3件しかない.日本は認知的技法に偏っていることになる.

医療政策的研究 1990年代から増えてきている研究テーマのひとつが,医療政策的研究である."managed care, health insurance, social policy, health care policy, economic, economy"のキーワードでヒットする研究が1990年以前に14件,91年以降に47件あった.SADは有病率が高く,日本では対人恐怖に対する治療が民間療法としてすでに行われている.有効な治療法の普及,医療経済的研究が日本でも重要なテーマである.しかし,この問題を取り上げた日本語の研究はごくわずかである (原井・毛利, 2005).

2. まとめと将来の方向性

SAD研究の問題点は1990年以前から蓄積されていた知見と,この10年間にもたらされた知見の間の違いが,生物学・疫学的研究を除いて明確ではない

ことである．1970年代から社会恐怖に対して脱感作法やフラッディングなどの行動療法を行ってきた英国連邦系の研究者（Tyrer & Steinberg, 1975）には今日の集団認知行動療法治療パッケージの効果が昔と比べてより優れているとは思えない．実際，エクスポージャーに認知技法を加えること，集団で行うことの治療効果上の優越性は不明である（Rodebaugh, et al., 2004）．1970年代からの精神薬理学研究者は古くからあるモノアミン酸化酵素阻害剤（Monoamine Oxidase Inhibitors, MAOIs）の効果が新薬のSSRIを越えるものであることを知っている（Liebowitz, et al., 1986）．

SADに関する研究は一時の盛り上がりから落ち着きをみせている．これからの研究は，今までに提案された概念，仮説，実験的治療，臨床試験において効果があるとされた治療の実効性を確かめる時期になる．将来の問題と思われるトピックを取り上げてみよう．

2.1 研究対象の問題：社会不安スペクトラム，診断閾値，事例性

SADの診断には曖昧さがある．他の不安障害やうつ病からの独立性はこの10年間の研究で確立したものになった．一方，一部の人格障害や発達障害などからの独立性は曖昧である．また，SADの臨床例として診断するために患者本人の意向が関与することも問題を複雑にしている．DSM-IVの基準は「その人は，恐怖が過剰であること，または不合理であることを認識している」と記載されている．社会不安があっても本人が不合理と感じないならばSADではない．逆に軽症で，平均以上の生活をしていても本人が不合理と感じ治療を受けたいと考えるならばSADである．あるいは社会不安を主訴としない場合でもSADが他の合併症と関連しているならば事例性をもつことになる．

患者の受診行動の背景を調べると，症状は青年期からあったが当時は治療する必要は感じていなかったこと，進学や昇進，子どもの学校行事などライフステージにおける社会的役割を果たす必要がでてきたことが受診行動に対する動機付けになっていることがわかる．このように，臨床例としてのSADは受診動機が診断の重要な部分になっているが，既存の評価尺度は不安症状と回避，それらに対する認知をターゲットとしており，受診動機を扱っていない．

筆者のグループは近年，SADに対するSSRIの効果を探るためのプラセボ

対照 RCT に参加する患者を新聞広告を使って募集した．このデータを利用し他の施設の症例も合わせて SIAS，SPS の評価の因子分析を行った (Sakurai, et al., 2005)．これらの研究における問題点は，SAD と診断される患者になるかどうかは広告を見たかどうかに左右されることである．広告を見て SAD を主訴として受診する臨床群と社会不安があっても受診動機をもたない非臨床群との間に，社会不安そのものに関する違いがあるとは思えない．今後は，SAD の臨床例を研究するに当たって，受診動機を評価する必要がある．また，SAD 臨床群と非臨床群との間で，社会的地位などの人口統計的データをマッチさせ，症状や治療反応性を比較する研究が必要である．

2.2 理論的研究

認知に関する研究は，Clark らがつくったモデルから 10 年間に大きな進歩がない．一方，強迫性障害については Thought Action Fusion (TAF) や Cognitive Fusion と呼ばれる思考過程がこの 10 年間の新しいトピックである (Rassin, et al., 2001)．SAD についても TAF と同様な現象が見出される可能性がある．

恐怖の条件付けに関する研究については，この数年間，生物学や疫学と結びつけた研究が増加している．認知や条件付けに関しては複数のパラダイムを組み合わせた研究が今後をリードすることになるだろうと思われる．

2.3 薬物療法

プラセボ対照 RCT において SSRIs はプラセボに優る．SAD にも生物学的基盤があり，薬物が治療効果をもつことは研究者の関心を引いた．しかし，実際の臨床における薬物療法の有用性の検討にはまだ時間がかかる (Stein, et al., 2004)．

日本は新薬の導入が欧米よりも 10 年以上遅滞している．日本でも，ようやく，SAD に対するフルボキサミンとパロキセチンのプラセボ対照 RCT が行われた．フルボキサミンは 2005 年 10 月 SAD に対する効能を承認された．

抗うつ薬や抗不安薬とはまったく異なる視点からの薬物がある．N-メチル-d-アスパラギン酸受容体の部分的アゴニストである D-cycloserine はエクスポ

ージャー中に起こる恐怖反応の馴化を促進する作用がある．高所恐怖に対するエクスポージャーの効果を増強することがプラセボ対照試験で確認されている（Ressler, et al., 2004）．SADにも応用の可能性がある（Birk, 2004）．

2.4 第三世代の行動療法，治療の統合

1990年代後半から第三世代の行動療法あるいは行動療法の第三の波と呼ばれる治療概念が現れるようになった（O'Donohue, 1998）．Acceptance and Commitment Therapy（ACT）（Hayes, et al., 1999）やDialectical Behavior Therapy（DBT）（Linehan, 1993），Mindfulness（Segal, et al., 2002）が，それらの代表である．これらに共通する特徴は，従来の行動療法があまり扱わなかった言語行動や価値観を中心に扱っていることである．ACTの場合は森田療法との表面的な類似性が高い．例えば"あるがまま"は，そのまま治療法の名称である"Acceptance"である．一方，ACTはルール支配行動に関する徹底的行動主義による研究から発展した．第二世代の認知行動療法がよく用いる構成概念の利用を避けること，行動の機能やコンテキストを重視するところは，第一世代の行動療法への回帰でもある．ACTとHeimbergらの集団認知行動療法のSADに対する効果を比較した臨床試験がひとつある（Block, 2003）．

これらの利点は疾患別治療プロトコールの必要がないことである．Barlowらのグループが不安障害やうつ病性障害全般について同じ治療プロトコールで治療する試みを始めている（Barlow, et al., 2004）．1990年代以降の研究の特徴のひとつは疾患をカテゴリー化し，一つ一つについて疫学や精神病理を調べ，特有の認知や行動，病因，治療法を検討することであった．こうした研究法による知見の積み重ねは重要である．一方，第一世代の行動療法は患者をカテゴリーに分ける考えはなく，個別の患者に合わせたテーラーメイドの治療を行っていた．このような第一世代に戻る動きがあるといえる．

2.5 英語でも不在の研究テーマ"社会心理学，家族療法"

SADに関連があるにもかかわらず，あまり行われていない研究テーマがいくつかあった．それらの代表が，社会心理学，発達心理学，家族心理学，家族療法である．これらは英語でも数件以下しかない．Greenwood（Greenwood,

2004)によれば認知や生物学，進化モデルに対する関心の高まりによって社会心理学から"社会"が消えてしまったという．SADの研究の増加と並行してこのような変化が起こっているのは皮肉である．SADが社会場面での認知や行動，情動の疾患であること，児童思春期から起こる性格特性と重なっていることを考えると，社会心理学や発達心理学の視点からSADを研究することは新しい可能性をもつ．対人場面を回避し，家族としか交流のない患者に対する治療には家族療法の可能性がある．青年期のSAD患者に対する家族療法を試みた研究がひとつある（Siqueland, et al., 2005）．

3. 最後に：日本の問題

日本語の文献は325件中183件が解説や特集のような展望論文であった．オリジナルな研究が少ない．わが国の臨床心理学の歴史が外国の心理療法を輸入する受信型であることを示している．さらに問題であることは，これらの展望論文が海外の研究の動向を正確に反映していないことである．

日本語の臨床研究はほとんどが症例報告であった．研究計画書をつくり，研究倫理委員会の承認を得て，同意説明を行い，系統的に経過を観察し，介入する研究（コホートスタディや統制研究）が行われていない．筆者のグループがSADに対するSSRIの治験を行ったときの自施設でのデータをまとめたものがある程度である（原井ら，2003）．

SADの有病率に関するデータはそのほとんどが米国の疫学的研究であるECA研究（Anonymous, 1982）とNCS研究（Kessler, et al., 1994）を基にしている．疫学的研究は病因に関する理論的研究や医療政策的研究の基礎である．逆に言えば，自国に系統的な疫学的研究のプロジェクトがないことは研究全体の妨げになる．今後，日本の研究者が協力し疫学的な研究プロジェクトを立ち上げることが望ましい．SADは国境や文化を越えて存在しているが，医療保険や医療制度は日本独自のものである．実際の患者に対してどのような医療を提供すべきか，医療従事者の教育・研修はどうすべきか，などに関する研究は他の国を参考にすることはできない．

SADが稀な奇病と思われていた間は，1症例の治療経過をつぶさに観察し，

詳細な記述を行うことが研究であった.しかし,SADがどこにでもあるありきたりのものと分かってしまえば,詳細な観察だけでは新しいものは何も生まれない.日本の研究者にとっては研究手段の改革が必要である.表1が示すようにSADに関心をもつ国は増加している.このままでは日本はブラジルに追い越されてしまうかもしれない.

参考文献

ギャビン,アンドリュース 2004 不安障害の認知行動療法〈2〉社会恐怖:不安障害から回復するための治療者向けガイドと患者さん向けマニュアル.星和書店.
小山 司(編) 2005 社会不安障害治療のストラテジー.先端医学社.
坂野雄二,不安抑うつ臨床研究会(編) 2000 人はなぜ人を恐れるか 対人恐怖と社会恐怖.日本評論社.

引用文献

Anonymous 1982 The epidemiology of mental disorders : Results from the Epidemiologic Catchment Area Study (ECA). *Psychopharmacol Bulletin*, 18, 222-225.

Barlow, D. H., Allen, L. B., & Choate, M. L. 2004 Toward a unified treatment for emotional disorders. *Behavior Therapy*, 35, 205-230.

Birk, L. 2004 Pharmacotherapy for performance anxiety disorders : Occasionally useful but typically contraindicated. *Journal of Clinical Psychology*, 60, 867-879.

Bishop, E. R., Jr. 1980 An olfactory reference syndrome : Monosymptomatic hypochondriasis. *Journal of Clinical Psychiatry*, 41, 57-59.

Block, J. A. 2003 Acceptance or change of private experiences : A comparative analysis in college students with public speaking anxiety. http://www.il.proquest.com/umi/

Brown, T. A., Campbell, L. A., Lehman, C. L., Grisham, J. R., & Mancill, R. B. 2001 Current and lifetime comorbidity of the DSM-IV anxiety and mood disorders in a large clinical sample. *Journal of Abnormal Psychology*, 110, 585-599.

Clark, D. M. & Wells, A. 1995 A cognitive model of social phobia. In, al, e. (ed./eds.), *Social Phobia : Diagnosis, Assessment, and Treatment*. Guilford Press.

Clarvit, S. R., Schneier, F. R., Liebowitz, M. R. 1996 The offensive subtype of Taijin-kyofu-sho in New York City : The phenomenology and treatment of a social anxiety disorder. *Journal of Clinical Psychiatry*, 57, 523-527.

Davidson, J. R., Potts, N. L., Richichi, E. A., Ford, S. M., & al, e. 1991 The brief social phobia scale. *Journal of Clinical Psychiatry*, 52, 48-51.

Glantz, K., Durlach, N. I., Barnett, R. C., & Aviles, W. A. 1996 Virtual reality (VR) for psychotherapy : From the physical to the social environment. *Psychotherapy : Theory, Research, Practice, Training*, 33, 464-473.

Greenwood, J. D. 2004 *The disappearance of the social in American social psychology*. Cambridge University Press.

Gundel, H., Wolf, A., Xidara, V., Busch, R., & Ceballos-Baumann, A. O. 2001 Social phobia in spasmodic torticollis. *Journal Neurology and Neurosurgery and Psychiatry*, 71, 499-504.

原井宏明, 吉田顕二, 木下裕一郎, 西山浩介, 山口日出彦, 下原宣彦, 岡嶋美代 2003 社会不安障害（SAD）の薬物療法：社会不安障害の薬物療法のエビデンス. 臨床精神薬理, 6, 1303-1308.

原井宏明, 毛利伊吹 2005 社会不安障害の社会的コストへの影響. 小山　司（編）社会不安障害治療のストラテジー. 先端医学社.

Hayes, S. C., Strosahl, K. D., & Wilson, K. G. 1999 *Acceptance and commitment therapy : An experiential approach to behavior change*. Guilford Press.

Heinrichs, N. & Hofman, S. G. 2001 Information processing in social phobia : A critical review. *Clinical Psychology Review*, 21, 751-770.

貝谷久宣, 山中　学, 熊野宏昭, 宮前義和 2000 私の仮説. 社会不安障害の生物学：線条体ドパミン仮説. 脳と精神の医学, 11, 169-180.

Kessler, R. C., McGonagle, K. A., Zhao, S., Nelson, C. B., Hughes, M., Eshleman, S., Wittchen, H. U., & Kendler, K. S. 1994 Lifetime and 12-month prevalence of DSM-III-R psychiatric disorders in the United States : Results from the National Comorbidity Survey. *Arch Gen Psychiatry*, 51, 8-19.

Lauterbach, E. C., Freeman, A., & Vogel, R. L. 2004 Differential DSM-III Psychiatric Disorder Prevalence Profiles in Dystonia and Parkinson's Disease. *Journal of Neuropsychiatry & Clinical Neurosciences*, 16, 29-36.

Leary, M. R. & Kowalski, R. M. 1995 The self-presentation model of social phobia. al, e. (ed./eds.) *Social Phobia : Diagnosis, Assessment, and Treatment*. Guilford Press.

Liebowitz, M. R. 1993 Pharmacotherapy of social phobia. *Journal of Clinical Psychiatry*, 54 Suppl., 31-35.

Liebowitz, M. R., Fyer, A. J., Gorman, J. M., Campeas, R., & Levin, A. 1986 Phenelzine in social phobia. *Journal of Clinical Psychopharmacology*, 6, 93-98.

Linehan, M. M. 1993 *Cognitive-behavioral treatment of borderline personality disorder*. Guilford Press.

Mannuzza, S., Fyer, A. J., Liebowitz, M. R., & Klein, D. F. 1990 Delineating the boundaries of social phobia : Its relationship to panic disorder and agoraphobia. *Journal of Anxiety Disorders*, 4, 41-59.

松永寿人，松井徳造，大矢健造，切池信夫 2001 古典的対人恐怖症の臨床的特徴を有した社会恐怖症患者の治療について：薬物療法を中心に．臨床精神医学, 30, 1233-1238.

Mattick, R. P. & Clarke, J. C. 1998 Development and validation of measures of social phobia scrutiny fear and social interaction anxiety. *Behav Res Ther*, 36, 455-470.

Mennin, D. S., Heimberg, R. G., & Jack, M. S. 2000 Comorbid generalized anxiety disorder in primary social phobia : Symptom severity, functional impairment, and treatment response. *Journal Anxiety Disorder*, 14, 325-343.

Moutier, C. Y. & Stein, M. B. 1999 The history, epidemiology, and differential diagnosis of social anxiety disorder. *Journal of Clinical Psychiatry*, 60 Suppl. 9, 4-8.

O'Donohue, W. 1998 Conditioning and third-generation behavior therapy. In O'Donohue, W. (ed.) *Learning and behavior therapy*. Allyn and Bacon.

Rassin, E., Diepstraten, P., Merckelbach, H., & Muris, P. 2001 Thought-action fusion and thought suppression in obsessive-compulsive disorder. *Behav Res Ther*, 39, 757-764.

Ressler, K. J., Rothbaum, B. O., Tannenbaum, L., Anderson, P., Graap, K., Zimand, E., Hodges, L., & Davis, M. 2004 Cognitive enhancers as adjuncts to psychotherapy : Use of D-cycloserine in phobic individuals to facilitate extinction of fear. *Arch Gen Psychiatry*, 61, 1136-1144.

Rodebaugh, T. L., Holaway, R. M., & Heimberg, R. G. 2004 The treatment of social anxiety disorder. *Clin Psychol Rev*, 24, 883-908.

Sakurai, A., Nagata, T., Harai, H., Yamada, H., Mohri, I., Nakano, Y., Noda, Y., Ogawa, S., Lee, K., & Furukawa, T. A. 2005 Is "relationship fear" unique to Japan? Symptom factors and patient clusters of social anxiety disorder among the Japanese clinical population. *Journal of Affect Disorders*, 87, 131-137.

Schneier, F. R., Blanco, C., Antia, S. X., & Liebowitz, M. R. 2002 The social anxiety spectrum. *Psychiatr Clin North Am*, 25, 757-774.

Segal, Z. V., Williams, J. M. G., & Teasdale, J. D. 2002 *Mindfulness-based cognitive therapy for depression : A new approach to preventing relapse*. Guilford Press.

Siqueland, L., Rynn, M., & Diamond, G. S. 2005 Cognitive behavioral and attachment based family therapy for anxious adolescents : Phase I and II studies. *Journal of Anxiety Disorders*, 19, 361-381.

Skre, I., Onstad, S., Torgersen, S., Lygren, S., & Kringlen, E. 2000 The heritability of common phobic fear : A twin study of a clinical sample. *Journal of*

Anxiety Disorders, 14, 549-562.
Stein, D. J., Ipser, J. C., & Balkom, A. J.　2004　Pharmacotherapy for social phobia. *Cochrane Database Syst Rev*, CD 001206.
Stein, M. B. & Deutsch, R.　2003　In search of social phobia subtypes : Similarity of feared social situations. *Depress Anxiety*, 17, 94-97.
Stemberger, R. T., Turner, S. M., Beidel, D. C., & Calhoun, K. S.　1995　Social phobia : An analysis of possible developmental factors. *Journal of Abnormal Psychology*, 104, 526-531.
Stopa, L. & Clark, D. M.　1993　Cognitive processes in social phobia. *Behav Res Ther*, 31, 255-267.
Tanaka-Matsumi, J.　1979　Taijin Kyofusho : Diagnostic and cultural issues in Japanese psychiatry. *Cult Med Psychiatry*, 3, 231-245.
Turner, S. M., Beidel, D. C., Dancu, C. V., & Stanley, M. A.　1989　An empirically derived inventory to measure social fears and anxiety : The Social Phobia and Anxiety Inventory. *Psychological Assessment*, 1, 35-40.
Tyrer, P. & Steinberg, D.　1975　Symptomatic treatment of agoraphobia and social phobias : A follow-up study. *Br J Psychiatry*, 127, 163-168.
Veltman, D. J., Tuinebreijer, W. E., Winkelman, D., Lammertsma, A. A., Witter, M. P., Dolan, R. J., & Emmelkamp, P. M.　2004　Neurophysiological correlates of habituation during exposure in spider phobia. *Psychiatry Res*, 132, 149-158.
Watson, D. & Friend, R.　1969　Measurement of social-evaluative anxiety. *Journal of Consulting & Clinical Psychology*, 33, 448-457.
Widiger, T. A.　1992　Generalized social phobia versus avoidant personality disorder : A commentary on three studies. *Journal of Abnormal Psychology*, 101, 340-343.
Yamashita, I.　2002　Social phobia : East and west. *Seishin Shinkeigaku Zasshi*, 104, 735-739.

第5章

外傷後ストレス障害（PTSD）

市井雅哉

1. 外傷後ストレス障害（PTSD）とは？

PTSD（外傷後ストレス障害）は，生命に関わるほどの強いストレス因子にさらされた後に生じる強いストレス反応の症候群である．その反応には，フラッシュバックや悪夢といった侵入，想起させる刺激や活動の回避，感情の麻痺，不眠や集中困難といった過覚醒といった症状がある．

PTSD は 1980 年に DSM-III で初めて診断基準として取り上げられ，米国では徐々に認識が高まっていったが，日本では 1995 年の阪神・淡路大震災を境に急速に PTSD への関心は高まり，その後，大きな事件後には必ず「心のケア」が叫ばれるようになった．例えば，地下鉄サリン事件，2001 年のニューヨークやワシントンの同時多発テロ事件，大阪池田小学校の殺傷事件，佐賀バスジャック事件，新潟少女監禁事件，JR 福知山線の脱線事故などショッキングな事件・事故を容易に思い浮かべることができる．しかし，言うまでもないが，PTSD はこうしたマスコミで大きく報道される自然災害や人災によるものばかりではない．我々の周囲には，交通事故，列車事故，火災，水害，暴力犯罪，DV，性犯罪とさまざまな外傷的出来事があふれており，PTSD 発症の危険は我々の日常の中に潜んでいると言えるだろう．

2. PTSD の診断とその周辺

DSM-IV-TR の PTSD の診断基準は表 1 のようになっている．現在の症状以外に，まず，きっかけとなる出来事の記述（A 基準）があるのがこの診断の大きな特徴となっている．この A 基準の(2)で事件・事故当時の患者の反応を

表1 DSM-IV-TR による外傷後ストレス障害の診断基準

A. その人は，以下の2つが共に認められる外傷的な出来事に曝露されたことがある．
　(1) 実際にまたは危うく死ぬまたは重症を負うような出来事を，1度または数度，または自分または他人の身体の保全に迫る危険を，その人が体験し，目撃し，または直面した．
　(2) その人の反応は強い恐怖，無力感または戦慄に関するものである．
注：子どもの場合はむしろ，まとまりのないまたは興奮した行動によって表現されることがある．
B. 外傷的な出来事が，以下の1つ（またはそれ以上）の形で再体験され続けている．
　(1) 出来事の反復的で侵入的で苦痛な想起で，それは心像，思考，または知覚を含む．
注：小さい子どもの場合，外傷の主題または側面を表現する遊びを繰り返すことがある．
　(2) 出来事についての反復的で苦痛な夢．
注：子どもの場合は，はっきりとした内容のない恐ろしい夢であることがある．
　(3) 外傷的な出来事が再び起こっているかのように行動したり，感じたりする（その体験を再体験する感覚，錯覚，幻覚，および解離性フラッシュバックのエピソードを含む，また，覚醒時，中毒時に起こるものを含む）．
注：小さい子どもの場合，外傷特異的な再演が行われることがある．
　(4) 外傷的出来事の1つの側面を象徴し，または類似している内的または外的のきっかけに曝露された場合に生じる，強い心理的苦痛．
　(5) 外傷的出来事の1つの側面を象徴し，または類似している内的または外的のきっかけに曝露された場合に生じる，生理学的反応性．
C. 以下の3つ（またはそれ以上）によって示される，（外傷以前には存在していなかった）外傷と関連した刺激の持続的回避と，全般性反応性の麻痺．
　(1) 外傷と関連した思考，感情または人物を避けようとする努力．
　(2) 外傷を想起させる活動，場所または人物を避けようとする努力．
　(3) 外傷の重要な側面の想起不能．
　(4) 重要な活動への関心または参加の著しい減退．
　(5) 他の人から孤立している，または疎遠になっているという感覚．
　(6) 感情の範囲の縮小（例：愛の感情を持つことができない）．
　(7) 未来が短縮した感覚（例：仕事，結婚，子ども，または正常な一生を期待しない）．
D. （外傷以前には存在していなかった）持続的な覚醒亢進症状で，以下の2つ（またはそれ以上）によって示される．
　(1) 入眠または睡眠維持の困難
　(2) 易刺激性または怒りの爆発
　(3) 集中困難
　(4) 過度の警戒心
　(5) 過剰な驚愕反応
E. 障害（基準B，C，およびDの症状）の持続期間が1ヵ月以上．
F. 障害は，臨床的に著しい苦痛または，社会的，職業的または他の重要な領域における機能の障害を引き起こしている．
該当すれば特定せよ
　急性：症状の持続期間が3ヵ月未満の場合
　慢性：症状の持続期間が3ヵ月以上の場合
該当すれば特定せよ
　発症遅延：症状の始まりがストレス因子から少なくとも6ヵ月の場合

(DSM-IV-TR；309.81)

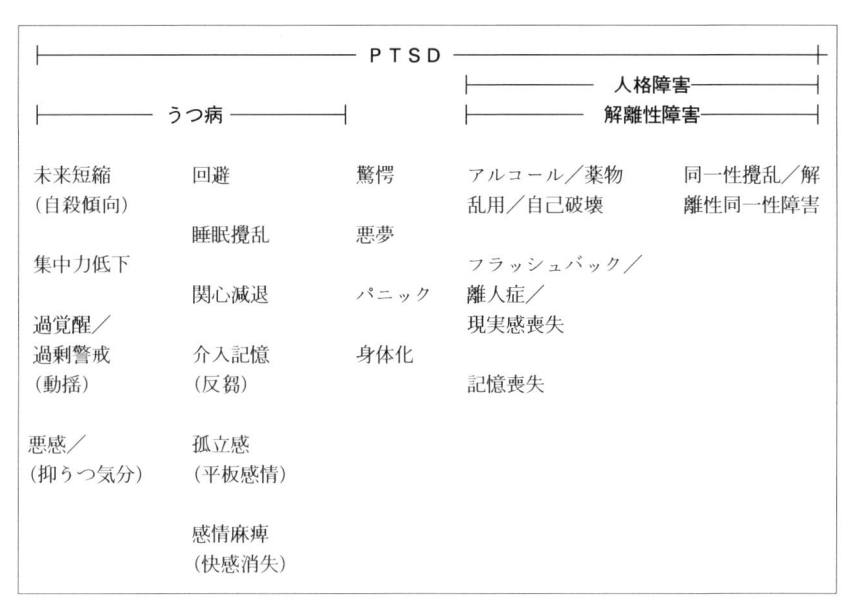

```
┌─────────────────────────────────────────────────────────────┐
│ ├──────────────────── PTSD ────────────────────────────────┤│
│                          ├──────── 人格障害 ────────────────┤│
│          ├──── うつ病 ────┤   ├──── 解離性障害 ────────────┤│
│                                                              │
│ 未来短縮      回避        驚愕     アルコール／薬物  同一性攪乱／解│
│ (自殺傾向)                        乱用／自己破壊   離性同一性障害│
│                                                              │
│ 集中力低下    睡眠攪乱    悪夢                               │
│                                   フラッシュバック／        │
│              関心減退    パニック  離人症／                  │
│ 過覚醒／                           現実感喪失                │
│ 過剰警戒     介入記憶    身体化                              │
│ (動揺)       (反芻)                記憶喪失                  │
│                                                              │
│ 悪感／       孤立感                                          │
│ (抑うつ気分) (平板感情)                                      │
│                                                              │
│              感情麻痺                                        │
│              (快感消失)                                      │
└─────────────────────────────────────────────────────────────┘
```

図1　トラウマ・スペクトル障害群 (Bremner, 2002 を改変)

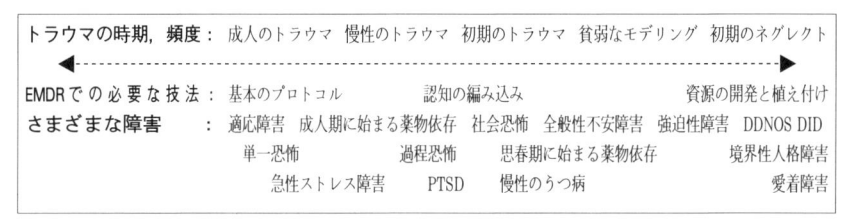

```
┌─────────────────────────────────────────────────────────────┐
│ トラウマの時期，頻度：成人のトラウマ  慢性のトラウマ  初期のトラウマ  貧弱なモデリング  初期のネグレクト│
│ ←─────────────────────────────────────────────────────────→ │
│ EMDRでの必要な技法：基本のプロトコル      認知の編み込み           資源の開発と植え付け│
│ さまざまな障害  ：適応障害  成人期に始まる薬物依存  社会恐怖  全般性不安障害  強迫性障害  DDNOS DID│
│                  単一恐怖          過程恐怖      思春期に始まる薬物依存        境界性人格障害│
│                         急性ストレス障害  PTSD   慢性のうつ病              愛着障害│
└─────────────────────────────────────────────────────────────┘
```

図2　EMDR治療プロトコルのスペクトラム (Leeds, 1998 を改変)

規定することで，主観的な衝撃の大きさを見ている．このように，出来事について刺激と反応の両面から診断する形となっている．また，子どもの反応が別記されることで，それまでベトナム帰還兵で積み上げられた成人男性の知見を基に出来上がってきた診断基準が，見直されつつあることがうかがえる．

とは言ってもPTSDは，単回か比較的短期間の出来事を対象と考えており，長期にわたる虐待体験やDV被害のような慢性的なトラウマがもたらす深刻な影響についてはほとんど拾い上げられないことから，van der Kolk (1996) はDESNOS (Disorders of Extreme Stress Not Otherwise Specified) という診断を，Herman (1992) は複雑性PTSDの概念を提案している．これらは，PTSDの

現在の定義を広げて，慢性的なトラウマをも含んだ診断概念にしようとする試みである．一方，トラウマを軸としたトラウマ・スペクトル障害群という診断分類を提案する動きもある（Bremner, 2002；図1）．PTSDでは，基準Bの侵入症状として，出来事が過去にならずに本人の中で持続し，基準Dの過覚醒反応が出現する．それに伴って起こる基準C（回避・麻痺）をそれぞれ延長した形で，回避はうつにつながり，麻痺は解離につながり，全体としてはうつ病と解離性障害・人格障害を含めたスペクトラムをなしていると見ることができよう．さらには，Leeds（1998）は，より広い範囲の精神疾患をトラウマや愛着を軸に見ていくスペクトラムを提案している（図2）．彼はトラウマの時期，単回か慢性か，虐待・ネグレクト等の愛着の問題で，いろんな疾患を見ていく，より本格的にトラウマを軸にしたスペクトラムを提案している．これらは，これまでのDSMやICDの分類では，不安やうつといった症状（感情，行動）を軸に分類していたのに対比して，きっかけとなるトラウマを軸に精神疾患を眺める新しい考え方であり，診断のあり方の根幹を揺るがす議論ともなりうる．診断論はとりもなおさず，治療論とも連動し，症状としての不安や抑うつ感情を扱うのか，きっかけであるトラウマ記憶を扱うのかといった方向性の議論と相互になされるべきであろう．こうしたことがDSM等の国際的な診断基準の大幅な見直しにつながるのではないかとの期待を密かに抱いているが，そこまでの大幅な改訂の前に，まずPTSD周辺領域で，不安，解離，うつといった症状をどう考えていき（Jung, 2001），きっかけである出来事をどう定義していくのかがとりあえずのポイントと言えよう．議論が拡散してしまうので，本章では以下PTSDに範囲を絞って論を進める．

3．PTSDの治療ガイドライン

実証にもとづく医療の流れに沿って，1999年以降PTSD，ASD（急性ストレス障害）の治療ガイドラインが出されるようになってきた（表2）．多くの国や団体が認知行動療法とEMDR（眼球運動による脱感作と再処理法，コラム3参照）を推薦しているのが共通の特徴である．この中では，国際トラウマティックストレス学会（ISTSS）が2000年に発表したガイドラインの日本語の翻訳が飛鳥

井ら（2005）によって公刊され，この領域の日本での研究者，臨床家にとって座右の書となるであろう（Foa et al., 2000）。しかし，年々新しいデータが発表されるこの領域においては，5年前といえども十分新しいとは言い難いのかもしれない．

ここでは，最も最近2004年に明らかにされたアメリカ国防省，退役軍人局のガイドラインを紹介しよう（Department of Veterans Affairs & Department of Defense（以下，VA／DoD），2004）．

図3に示したように，エビデンスの質と介入効果の大きさで等級付けがA，B，C，D，I，となっていて，心理療法に関しては図4のように認知療法，曝

表2 PTSDやASDへの有効な心理療法を示した世界の治療ガイドライン

団体，国	出典	最高ランクを与えられた心理療法	備考
米心理学会	Chambless, et al. (1998)	EX, SIT, EMDR	EMDRは文民のPTSDに限定
国際トラウマティックストレス学会	Chemtob, Tolin, van der Kolk, & Pitman (2000)	EX, SIT, EMDR	EMDRの評価は一段下
英国保健省	United Kingdom Department of Health (2001)	EX, SIT, EMDR	
イスラエル政府	Bleich, A., Kotler, M., Kutz, I., & Shalev, A. (2002)	詳細不明	テロ犠牲者
北アイルランド	CREST (2003)	CBT, EMDR	
オランダ	Dutch National Steering Committee Guidelines Mental Health Care (2003)	CBT, EMDR	
スウェーデン・ストックホルム市医学プログラム委員会	Sjöblom, P. O., Andréewitch, S. Bejerot, S., Mörtberg, E., Brinck, U., Ruck, C., & Körlin, D. (2003)	CBT, EMDR	
仏国立健康医学研究所	INSERM (2004)	CBT, EMDR	
米国，退役軍人局・国防省	Department of Veterans Affairs & Department of Defense (2004)	CT, EX, SIT, EMDR	
米精神医学会	Ursano, et al. (2004)	CBT, EX, IR, EMDR	

EMDR：眼球運動による脱感作と再処理法，EX：曝露療法，CT：認知療法，CBT：認知行動療法，SIT：ストレス免疫訓練，IR：イメージリハーサル．

根拠の質	介入の有効性			
	大きい	ほどほど	小さい	ないかマイナス
良	A	B	C	D
可	B	B	C	D
不良	I	I	I	I

A：介入が常に示唆され，受け入れられうるという強い推薦
B：介入が有効かもしれないという推薦
C：介入を考慮できるかもしれないという推薦
D：手続きが有効でないか，有害かもしれないことを考慮すべきという推薦
I：推薦のための賛成，反対の根拠が不十分．臨床家は自身の判断で用いる

図3 推薦の最終等級

	有効性大	いくぶん有効	不明	有害
A	認知療法 曝露療法 ストレス免疫訓練 EMDR			
B		イメージリハーサル療法 精神力動療法		
C				
I		患者教育 集団療法		

図4 PTSDへのVA/DoD臨床ガイドライン

露療法（エクスポージャー），ストレス免疫訓練，EMDRが推薦されている．以下に，各治療法の概略を示す．

PTSDへの認知療法（CT）の概略（図5）

- 思考が情動や行動に影響を与えること．
- 認知モデル，治療への期待などを見渡す．
- 自身の思考パターンを記録などを通して見つけ，不適応的な思考をより正確な思考に置き換える．
- 自己，他者，世界に関する歪んだ中核信念を見つけ，変える．
- 正確な思考や信念が気分や機能の改善を導く．

PTSDへの曝露療法（ET）の概略（図6）

- イメージ曝露は，外傷の情動的詳細を言語的に記述することで想起し，

第5章 外傷後ストレス障害（PTSD） 81

	エビデンス	文献	QE	Overall Quality	R(ランキング)
1	CTは戦闘，非戦闘の外傷にさらされた文民男女に効果的である	Lovell, et al. (2001) Marks et al. (1998)	I	良	A
2	CTは戦闘，非戦闘の外傷にさらされた軍人，退役軍人に効果的である	Working Group Consensus	III	不良	I
3	CPTは性暴力に関連したPTSDの女性に効果的である	Resick et al. (2002)	I	良	A

QE：Quality of Evidence（根拠の質）
　I：少なくとも1つの適切な無作為割りつけ統制試験
　II-1：無作為でないよくデザインされた統制試験
　II-2：よくデザインされたコホート，ケースコントロール類推研究
　II-3：一連のコントロールされない実験か，1つのドラマチックな結果
　III：尊敬された権威者，ケースレポート，専門家委員会の意見
　（以下図8まで共通）
Overall Quality（全体的質）
　優：健康に直接つながる高いグレードの根拠（IかII-1）
　良：中等度の効果につながる高いグレードの根拠（IかII-1）か，健康に直接つながる
　　　普通のグレードの根拠（II-2かII-3）
　不良：IIIレベルの根拠か，健康に関連しない根拠

（以下図8まで共通）

図5　認知療法のエビデンス

　　経験の再訪問を促す．
- 現実曝露（現実エクスポージャー）は，実際は安全だが，恐怖を感じる刺激に物理的に直面するよう依頼する．
- 階層的に段階を上げていくことができる．
- 情動反応，生理反応の強度が低減するまで繰り返して，次に進む．

PTSDへのストレス免疫訓練の概略（図7）
- 教育と対処スキルから成っている．筋弛緩，呼吸調整，主張性，ロールプレイング，カバートモデリング，思考停止，肯定的思考，自己教示．

PTSDへのEMDRの概略（図8）
- (1)出来事の最悪のイメージ，(2)関連した身体感覚，(3)外傷から学んだ否定的な自己言及的認知，(4)それに置き換えたい肯定的な自己言及的認知

	エビデンス	文献	QE	Overall Quality	R
1	ET は PTSD の治療として効果的である（偽薬，待機群と比べて）	Cooper, et al. (1989) Foa, et al. (1991 ; 1999) Ironson, et al. (2002) ; Keane, et al. (1989) ; Marks, et al. (1998) ; Tarrier, et al. (1999)	I	優	A
2	ET は他の治療群と比べて同等の結果である	Foa et al. (1991 ; 1999) Marks, et al. (1998) ; Paunovic & Ost (2001) ; Resick & Nishith (2001) ; Schnurr (2001) ; Tarrier, et al. (1999)	I	優	A

図6　曝露療法のエビデンス

	エビデンス	文献	QE	Overall Quality	R
1	SIT は性暴力に関連したPTSDの治療として効果的である	Foa et al. (1999); Foa, et al. (1991); Kilpatrick, et al. (1982); Rothbaum (2001)	I	優	A

図7　ストレス免疫訓練のエビデンス

を見つける．
- このイメージ，身体感覚，否定的認知を持ちながら，視野上に左右に振られる指を約20秒目で追う（左右の音刺激，触覚刺激で代替可能）．
- 変化や新しい連想に焦点を当てて，次の眼球運動を行う．
- 変化が起こらなくなるまで繰り返す．
- 次に，肯定的認知を強めるために眼球運動をさらに行う．
- 複雑な外傷や多数の外傷には数セッションが必要となる．
- 患者は症状や肯定的認知の強さを評定することを求められる．
- 認知，イメージ，情動，身体感覚が変化したかどうかを告げるように言われる．
- 治療者は身体的に近くにいて，視線を合わせている．指示的でない関係を保ちつつ，患者の嫌悪的な反応にすぐ認知技法で対応する．
- 処理は内的に進むので，外傷的な出来事を明かさなくともよい．

第5章　外傷後ストレス障害（PTSD）

	エビデンス	文献	QE	Overall quality	R
1	EMDR待機群，通常治療群，積極治療統制群と比べてより効率がよい	Chemtob, et al. (2000); Davidson & Parker (2001); Foa & Meadows (1997); Maxfield & Hyer (2002); Shephard, et al. (2000)	I	良	A
2	眼球運動はEMDRの治療において不可欠ではない	Foa & Meadows (1997)	I	不良	C
3	EMDRはETやCTと比べての優劣はいろいろである	Cahill (2000); Davidson & Parker, (2001); Foa & Meadows (1997); Ironson, et al. (2002); Lee, et al. (2002); Power, et al. (2002); Servan-Schrieber (2000); Shephard, et al. (2000); Taylor, et al. (2002); Van Etten & Taylor (1998)	I	可	B

図8　EMDRのエビデンス

4. PTSDに有効な治療間の比較

　ここで，有効な特定の治療として推奨されている認知療法，行動療法とEMDRに関して，いくつかの比較が行われているので紹介したい．

　Power, et al. (2002) は，交通事故，暴行，性被害他の40歳前後のPTSD患者を集めて，ウェイト（待機）リスト群（n＝29→24（フォローアップ時）），EMDR群（n＝39→27），曝露(E)＋認知再構成（CR）群（n＝37→21）に振り分けた．患者の3分の2は服薬をしていた．介入は，EMDR群がShapiro (1995) の8段階に沿い，E＋CR群が，Foa, et al. (1991), Marks, et al. (1998) にしたがって，イメージ曝露（毎日の宿題），現実曝露，認知再構成を行った．10週間の介入の前後と15ヵ月後のフォローアップで，他者評定としてCAPS，MADRS（Montgomery Asberg Depression Rating Scale），HAM-A（Hamilton Rating Scale for Anxiety），自記式としてIES，SI-PTSD，HADS（Hospital Anxiety and Depression Scale），Sheehan（Sheehan Disability Scale）を測定した．ポストテストにおいて，治療をした2群はいずれも有意に改善し

ており，群差はなかったが，HADS, Sheehan の 2 指標のみでは EMDR がより優れていた．フォローアップテストでは，MADRS において，やはり EMDR がより優れていた．治療回数の点でも EMDR が 4.2 回に対し，E+CR が 6.4 回と EDMR がより効率がよいことが示されている．

Lee, et al. (2002) は，暴行，性被害，交通事故，戦闘，殺人目撃などの PTSD 患者 24 人（35.3 歳）を EMDR 群（n=12）と，SITPE 群（n=12）に振り分けた．30％がトラウマを多数持っており，20％は入院歴があった．介入は EMDR 群は，Shapiro (1995) の 8 段階（呼吸法含む），SITPE 群は Foa, et al. (1991) にしたがい，長期曝露，コーピングスキル，イメージ曝露，宿題からなっていた．7 回の介入の前後と 3 カ月後のフォローアップで，効果を測定した．

指標は，IES, BDI, SI-PTSD, MMPI-K (Keane's Scale from MMPI) で，ポストテストではいずれの群も有意に改善し群差はなかったが，フォローアップでは EMDR の方が，SITPE より優れていた．また，IES カットオフ値以下の人数も，ポストテスト時点で EMDR：66.7％，SITPE：50％，フォローアップ時点では，EMDR：91.7％，SITPE：50％となっており，治療後の EMDR 群の改善が非常に大きいのが特徴的である．

Ironson, et al. (2002) は，暴行，性被害，交通事故などの PTSD 22 人（16～60 歳，女性 17 名，男性 5 名）を長期曝露（n=12）と EMDR（n=10）に振り分けた．7 人がトラウマを多数持っていた．まず，両群共通の準備として，3 回，評価，準備（教育，呼吸法，行動階層表作成）を行った．続けて群別に 3 回，PE 群は：Foa & Rothbaum (1998) にしたがい，イメージ曝露，宿題（録音テープ，リラクセーション，階層表実施），EMDR は Shapiro (1995) にしたがい，安全な場所，最悪の記憶，宿題（リラクセーション，階層表実施）を行った．介入前後と 3 カ月後のフォローアップで，PSS-SR (PTSD Symptom Severity Scale), BDI の指標は，pre から post へ減少し，フォローアップで維持が確認されたが，群差はなかった．ドロップアウトの人数は，1～3 回で，PE が 3 人，EMDR が 0，4～6 回で，PE が 3 人，EMDR が 0 となった．1 回目の SUDs 変化値では，PE が 54.5 から 61.0 へむしろ微増したのに対し，EMDR で 79.0 が 32.2 に大幅に減少した．EMDR の方が，ドロップアウトが

少なく，初期から患者にストレスを与えずに症状が改善されていくと言えそうである．

Taylor, et al. (2003) は，PTSD 患者 60 名（平均37歳）を曝露群とリラクセーション群，EMDR 群に振り分けた．75％が女性，97％が慢性 PTSD であった．介入は90分を8回，フォローアップの時期は不明である．曝露群（n=22→15（フォローアップ時））は Marks, et al. (1998) にしたがい，4回のイメージ曝露と4回の現実曝露，さらに4週間宿題でテープを聴かせた．リラクセーション（Rx）（n=19→15）は，Marks (1998) にしたがい，3回リラックス，3回は自分で選択したリラックスを行い，宿題でもリラックスを行わせた．EMDR 群（n=19→15）は，Shapiro (1995) にしたがい，1回は安全な場所，残りで外傷記憶の処理を行い，宿題で安全な場所を実施させた．DSM 診断（−），CAPS（再体験，回避）において，どの群も改善したが，曝露が Rx, EMDR より優れていた．CAPS（麻痺，過覚醒），BDI，怒り，PSS（罪悪感，解離）では，どの群も改善し，群差はなかった．治療中，治療後のストレッサー，薬物の量を考慮しても，上記の群差を説明しないことから，介入の差と結論している．

Jaberghaderi, et al. (2004) は，14名の性虐待歴のある12～13歳のイラン人少女を7名ずつ CBT 群と EMDR 群に振り分け，不安が10点中の2点以下になることを終結の条件として最大12セッションの治療を行った．いずれの群も CROPS (Child Report of Post-traumatic Symptoms)，PROPS (Parent Report of Post-traumatic Symptoms)，Rutter 教師スケールで臨床的に意味のある改善が確認されたが（0.71～2.8の効果値），群差は有意ではなかった．しかし，要したセッション数は EMDR 群が6.1，CBT 群が11.6セッションで，EMDR が有意に効率がよかった．1セッション当たりの低下量で比較すると，2.5～4.4倍 EMDR がより効果がある計算となった．

メタ分析でも，これらの技法の効果が検討されている．Van Etten & Taylor (1998) は，38の研究，61の治療効果試験のメタ分析で薬物治療を含めた PTSD 治療の全ての治療法を比較した．EMDR は，その他の治療よりも効果的で，更に効率的であることがわかった（行動療法よりも3倍早い）．フォローアップ段階では行動療法の効果の量は安定していたが，EMDR の効果はフ

ォローアップ段階でも増加の傾向があった．しかし，この研究に関して，Cahill（2000）は効果量（ES）の算出方法に問題があると批判している．

Davidson & Parker（2001）は34の研究を対象にEMDRは曝露療法や他の認知行動療法と同等の効果で，曝露療法が1，2時間の毎日のホームワークを課し，EMDRはそれがないことは特筆すべきであると述べている．また，一方では眼球運動のあるなしで差がないとして，EMDRにおける眼球運動の必要性に疑義を唱えている．

メタ分析は効果量という数値で議論できる分，客観性が高いように思われがちである．しかし，どの研究を算出の際に含めるかで当然結果が異なり，ここには主観的な判断が入り込む余地が大いにある．したがって，数多くの研究を含める方がよりよいメタ分析とは決して言えない．Foa & Meadows（1997）はこの点を指摘して，黄金基準を提案した．さらに，Maxfield & Hyer（2002）は，3項目を追加した改訂黄金基準を提案して，12のEMDR研究を対象に研究の質をチェックしながら，効果値を検討した．より研究が厳密なほど，より効果が大きいことを見いだしている．

Rogers & Silver（2002）は，眼球運動なしのEMDRが，ありのEMDRと効果が変わらないとしたいくつかの研究について批判を述べている．すなわち，ほとんどの研究のサンプルが小さ過ぎて差が出ないこと，ほとんどの研究の治療期間が短いこと，また，いくつかの研究は大学生などの臨床的でない被験者を用いていることなどを指摘している．

また，彼らは，心的外傷への曝露療法の理論的基盤と臨床実践について，肯定的な治療結果のために必要な条件と禁忌の手続きを再検討した．EMDRをこれらの条件と手続きに照らして考えると，EMDRで行われる曝露の時間はきわめて短いので，生理学的馴化が起こらず，自発的な連想を用いていることから，イメージが移り変わり，これでは，ほとんど効果がないか，または否定的な結果を示すことが予想される．しかし，実際には多くの研究で肯定的結果が示されている．さらに，曝露によって不安は低減できても，罪悪感や恥に関しては認知的な介入を必要としている．EMDRは不安のみでなく罪悪感や恥も低減できることからも，曝露と異なるメカニズムが働くと考えられ，情報と結合した情動を処理する情動処理モデルではなく，情報そのものを処理するこ

とで情動も処理されてしまう情報処理モデルでの説明が妥当であろうとしている．

EMDRにおける眼球運動の役割を否定する認知行動療法の立場は，「EMDRで起こっている現象は曝露と認知的介入によるもので，EMDRは認知行動療法の一種である」と主張している．一方，EMDRの側は「そこで起こっているのは眼球運動を介しての脳への刺激によって起こる記憶の再処理である」としている．この議論は，先に指摘した診断論の見直しとも連動している．しかし，EMDRが身体記憶である幻肢痛を治癒できることをみれば，記憶の再処理であることは疑う余地はないのではなかろうか？

このように，PTSDの領域は，認知行動療法とEMDRの比較や論争によって，盛んに研究され，研究の質が飛躍的に向上したと言える．療法を比較する際には，これまでの議論で見落とされがちな大事な点，例えば，ドロップアウトに影響を与えるクライエントのストレス，代理外傷やバーンアウトにもつながる治療者へのストレスもある．脳科学も含めたメカニズムの解明が待たれるが，しばらくは目が離せない分野と言えよう．

5. EMDRの治療事例

最後にEMDRを用いた具体的な治療事例を示し，PTSDに対するEMDRと認知行動療法の治療メカニズムの違いについて考察してみよう．

5.1 EMDRの概略

上述した概略を補う形で述べると，EMDRは以下のような8段階の治療の流れが提案されている．
1. 生活史の聴取（準備や安全性の確認，治療計画を立てる，生活史を聞く），2. 準備（ラポートの形成，治療の説明），3. 評定（映像①，否定的認知②，肯定的認知③，その妥当性（VOC）④，感情⑤，SUD⑥，身体感覚⑦），4. 脱感作⑧，5. 植え込み⑨，6. ボディ・スキャン⑩，7. 終了⑪，8. 再評価の8つである．

第1，2段階の生活史の聴取，準備の段階には数セッションを要する場合が

ある.3～7段階(①～⑪ステップ)まではできれば1セッションでたどり着きたいが,1回のセッションで処理できなかった場合,リラクセーションを行って安全に家に帰れる援助をする.次回は再び,①から始めて⑪までの過程を行うこととなる.1回で処理が完了した場合でも,翌週再評価して,また追加の処理をするか,その記憶についての処理が終わっていると判断すれば,次の題材に進んで3～8段階を繰り返す.

5.2 症例(市井,2004;2005)

クライエント:40代既婚男性,公務員,2児の父
主訴:自殺企図,フラッシュバック後の抑うつ感
家族歴:結婚16年,妻と共稼ぎ,小学生2人(どう接していいかわからない)
生育歴:厳格な父(自営業),ヒステリックな母(教員),優秀な兄(一流大学卒),兄と比べられ,劣等感を感じつつ育つ.16歳で,連続放火殺人の冤罪を受け,4日間の拷問の末自供,1ヵ月後真犯人が逮捕され無罪放免となった.その後高校中退,家出し,様々な苦労の後(ストリップの照明係,トラック運転手,パチンコ店員,ホームレス),大検,大学卒業,修士課程修了.中途採用で公務員合格.仕事上のミスから警察の取調室へ入り,20年ぶりにフラッシュバック.人と会いたくないなど抑うつ的.パニック発作.

これまでの治療歴
X-2年11月 パニック障害,遠隔地で受診.
X-1年12月 自殺願望出てクリニック受診.
　総合病院精神科外来を紹介される.
　　　　薬物療法　レボメプロマジン　5 mg×3 T
　　　　　　　　　アルプラゾラム　　0.4 mg×2 T
　　　　　　　　　フルニトラゼパム　2 mg×1 T
X年2月上旬 自殺未遂で同精神科入院.
X年2月下旬 自殺願望で本人希望で再入院.
X年3月上旬 著者にEMDR適応ではと紹介.
　　　　　　＊事例報告をご快諾下さったクライエントに深謝します.

5.3 治療経過

処理すべき外傷記憶としては,T_1:冤罪はれて釈放後,自宅で父母から「なぜ自供したか」と責められる,T_2:取り調べの拷問(壁に向かって「私は最低の人間だ」と大声で叫ぶ),T_3:誘導質問され,調書が捏造されていく,T_4:取り調べの拷問(机の足のせに手錠で両手を固定,机上に顎を固定した状態で首を後ろに引っ張られる),T_5:最近の自殺未遂(公園で首吊りをする直前に

警官に取り押さえられる)，T_6：冤罪，転居後，大量服薬リストカットが確認できた．

これら6つの記憶を11セッション（3カ月）で処理し，治療を一旦終結した．

各セッションの内容は，#1：アセスメント，#2：安全な場所，RDI①（祖父母との買い物），RDI②（採用通知），#3：T_1の再処理（26セット）SUDs：9→3，#4：T_2の再処理（29セット）SUDs：9→1.5，#5：T_3の再処理（20セット）SUDs：7→1，#6：T_4の再処理（15セット）SUDs：10→0，#7：T_5の再処理（10セット）SUDs：7→1，#8～#9：T_6の再処理の準備，#10：T_6の再処理（21セット）SUDs：7→1，#11：アセスメント，終結であった（RDI「資源の開発と植え付け」とは，過去経験の中から資源になるような肯定的な記憶を探り，それを深く味わうようにイメージすることでストレスへの対処法のひとつとする手続き）．

8カ月後に家庭でのちょっとした疎外感がきっかけになり，壁に頭をぶつける自傷行為が起こり，家では家族と会話をせずに，書斎に閉じこもるようになって治療を再開した．幼少期の虐待とも言える体罰の記憶（T_7：ドリルを間違えると何度もすべて消して書き直しさせられる，手足を縛られ，殴られたり，押入に入れられる，T_8：学校でケンカして帰ると頭の善し悪しで責められ，廊下での空気椅子をさせられる，T_9：妻の軽い過失に腹を立て，疎外感から自傷，T_{10}：子どもが反抗的で書斎にこもり自傷する）を処理し，#12：RDI①，#13：T_7の再処理（20セット）SUDs：10→1.5，#14：T_8の再処理（15セット）SUDs：10→1，#15：T_9の再処理（22セット）SUDs：9.5→1，#16：T_{10}の再処理（17セット）SUDs：9→0，#17：RDI③（合格を祝った原家族での団欒）

この結果，妻や子ども達とも問題なく過せるようになり回復した．その後，仕事や家庭のストレスでやや抑うつ的になることはあったが，短期間の薬物の服用で対処でき，2年以上経過するが，仕事も順調に続けている．

T_3のアセスメントと処理（第5セッション）は以下のようであった．

記憶：調書が捏造されていく．
映像：机，調書の用紙．刑事が書いている．

NC（否定的認知）：私は価値がない．
PC（肯定的認知）：私はそれから学んだ．
VOC：2（1：うそ～7：真実）
感情：あきらめ
SUDs：7（0：なし～10：最大）
身体感覚の部位：背中（上からおおいかぶさる感じ）

　映像，否定的な認知，身体感覚に焦点を当てたまま，治療者の指を目で追う．治療者は，被験者の眼前100cm程度の位置で，左右幅60cm程度に指を1秒に2往復程度の速さで動かす．25往復程度が1セットである．1セットを終えると，「一旦消して深呼吸」とイメージを止めさせ，深呼吸させる．そして，「今何がありますか？」と問う．報告を受けたら，「それと一緒に」と次のセットを始める．これを繰り返す．以下に1セットごとのクライエントの報告を示した．

1，取調室の机と調書の用紙．
2，警察官が調書に供述内容を書いている．
3，「ベンジンをどこで買ったか？」と聞かれて，「わからない」と答えた．
4，「近くの薬局で買った」と答えている．
5，誘導の通りに答えている自分．
　　Th：どう変えたいですか？
　　Cl：家に帰りたい．
　　Th：やってみましょう．
6，調べを受けている自分．
　　Th：救いの手は差し伸べられませんか？　何か言ってあげることは？
　　Cl：「絶望しなくていいよ．結局家に帰れるから．のんびりしろよ．もう，拷問じゃないから．」
7，調べを受けている自分．声は届いているが放心状態でいる．
8，証拠調べを受けている．否定するとひどい目に遭うのではと思っている．
　　Th：彼は何といいたいですか？
　　Cl：「自分はやっていない．帰る」と言いたい．
9，警察の誘導を否定して，言おうとしている自分．
　　Th：助けが必要ですか？
　　Cl：はい，「言ってしまえ．帰してくれる」という言葉．
10，「もう帰る」と言っている自分がいる．
11，取り調べの警察官が見える．
12，警察官が人形のように表情を変えずに座っている．自分は立った．警察官は何も言わない．
13，自分が席を立って警察官の横を通り過ぎる．

第5章　外傷後ストレス障害（PTSD）

14，ただ黙って座っている警察官．書きかけの調書が右の方にある．取調室を出て，警察官がいないか見ている．怖がっている．
15，取調室を出た自分．扉の外，警官は関心を示さず，それぞれ仕事をしている．
16，場面は同じで，帰れるとほっとしている自分．
17，ほっとしている自分．解放感．
　　SUDs : 0.5
　　VOC : 7 弱
　　新しい PC : 私は怖くない．私は困らない．
　　ボディ・スキャン：少し背中に．
18，自由なんですけど，後ろに漠然と引っ張られている感じ．一歩出ればこれは立ち切れそう．
19，自由になって，体が宙に浮いている．ふわふわしている．
20，警察が怖くない．刑事部屋の中にいる．体が少し暖かい．

セッション直後の感想として，「ちょっと，ボーとしている．警察が怖くなくなっている．言えば主張が通る感じ．自分は正しい．間違っていないと思える」と述べた．

この記憶では，初めは非常に強い絶望感，あきらめが体験されている．したがって，眼球運動を使って，自然に処理が起こることに任せずに，言語的に強力に援助することで，実際にはできなかった発言（「自分はやっていない，帰る」）や行動（取調室を自ら出ていく）のイメージが出て，絶望感，無力感から解放された．援助はするが，イメージは自ら生成したものである．もちろんこれで出来事の記憶を書き換えることはできないが，絶望感のみに支配されていた記憶に肯定的な要素を紛れ込ませることはできたはずである．今後彼が日常で再想起する時には肯定的な要素へのアクセスも自然と起こりうるし，そうでなくても，意図的にそちらを選ぶことは可能となるだろう．

続いて，T_7 の処理（第13セッション）の具体的なやりとりを紹介しよう．

記憶：母からの体罰
映像：手足を縛られて暴力を受けている．下を向いているので畳が見える．
NC（否定的認知）：私は愛される価値がない
PC（肯定的認知）：私は愛される価値がある
VOC：1（1：うそ〜7：真実）
感情：辛い，寂しい，悲しい
SUDs：10（0：なし〜10：最大）

身体感覚の部位：手首，手の甲，足首，ももの内側
1，一生懸命謝っている．
2，謝っているが，許してもらえません．
3，「また，同じことやってる」と怒られる．
4，テーブルの上にある学習ドリル．
5，ドリルが途中までやられていて，母親が持っていた化粧道具を投げつけられる．
6，ちゃんとやりますと謝っている．計算を間違えると全部消されて，何度もやらされて，「いやだ」と言ったら，怒られています．
   Th：責任はその子にありますか？
   Cl：全部できないといけないのに，途中で「いやだ」と言い出すから．テストでも100点を取れないことがあるから，家で復習させられる．
   Th：小学校低学年の子がそういう状況に置かれていて，彼が悪いの？
   Cl：毎回100点でなくてもいい．
7，間違った部分は1回復習すればいい．
8，母親に言葉が届いている感じ．
9，母親が悲しそうな顔をしている．
10，母親が叱るのをやめてうなだれている．
11，母親が叱るのをやめてうなだれている．子どもは側に黙って座っている．怒られなくてほっとしている．
12，子どもが縄をほどこうとするが，ほどけない．
   Th：どういうふうに助けますか？
   Cl：母親に「取ってちょうだい」と言います．
13，母親にほどいてもらいました．
14，手にこびりついたロウをはがしています．（熱いロウを垂らされる暴行もあった．）
15，ほっとしている自分がいる．
16，もう同じことで叱られなくて済むとほっとしている．
   SUDs：1.5，VOC：6.5
17，VOC：6.5
18，VOC：7　内股に少し違和感．
19，軽くなった．
20，違和感はない．

　セッション直後の感想として，「ほっとした感じ．（ことの原因は）父親は『何勉強を見てたんだ』と母を叱る．次男坊で落ちこぼれさせないように焦っていたのか．母が怖くなくなった．当時の怖かった母親が今の母親とつながってきた．前はあのときの母と今の母は別人の感じ」と述べた．
　責任の所在を聞く問いかけをしたことで，変化が生まれた．必要以上に母親

を悪者視せず，対決もせずに事態が解決に導かれたのが印象的だった．新しい認知は外側から（治療者から）提供されたものではなく，クライエントの中から，それも理性的に絞り出すのではなく，自然に生成される点がこれまでの認知的介入と大きく異なる点である．

5.4 症例の考察

途中の8カ月の中断期をはさんで，合計17セッションで10個のトラウマを扱った．前半の11セッションは警察での拷問・冤罪被害にまつわる記憶，それが原因の最近の自殺未遂の記憶を扱い，そして再開後の6セッションは子ども時代の虐待的とも言えるような体罰の記憶，さらに最近の自傷の記憶を扱った．前半11セッションの処理で，感じられていた強烈な無力感から解放され，PTSDの症状は軽快し，自分で大きく人生を切り開く努力をした健康な部分と結びつくことができ，順調に職場でも機能するようになって，一旦は終結していた．しかし，家庭でのささいなストレスから無価値感が感じられ，自傷行為が起こったが，後半の処理によって，過去の原家族との関わりが無理せず許容がなされ，今の家庭生活にも大きな改善が見られた（図9）．

IES-Rの下位尺度とセッション中に測定していた心拍数の推移（EMDRの評定前と処理開始時点と処理終了時点の3時点）を図10に示した．全体の傾向としては心理尺度も生理尺度も右下がりの傾向が見て取れる．IES-Rの下位尺度では，冤罪の記憶では侵入が顕著で，子ども時代の体罰の記憶では回避・麻痺が顕著であることがわかる．冤罪記憶でフラッシュバック，パニック症状が激しかったことと対応しており，体罰の記憶では，現在の家庭場面が引き金となりうるために回避・麻痺が顕著になったと考えられる．これは，クライエントが治療の再開にも躊躇していたこととも対応している．不調を感じてから治療者の元を訪ねるまでの期間が長く，クライエントは「何をEMDRで扱ってもらったらいいのかがわからなかった」と述べていた．すなわち，前半に扱った冤罪の記憶に比べれば，侵入的症状はやや緩やかで，生理的反応も強くなかったことが「EMDRの対象がわからない」と思わせたと考える．心拍数の変化もこれを裏付けていると言えよう．冤罪記憶の処理前半（3〜5セッション）では記憶に焦点を当てる前から高めの心拍数が，外傷記憶の想起によ

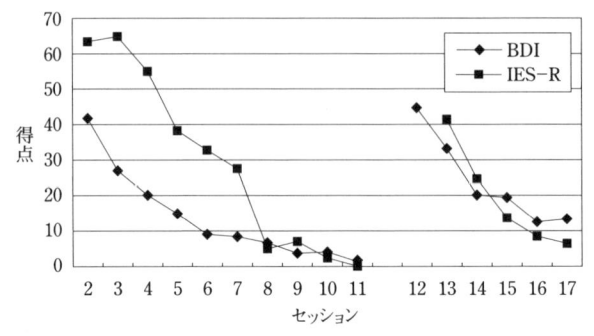

図9 BDI，IES-R の推移

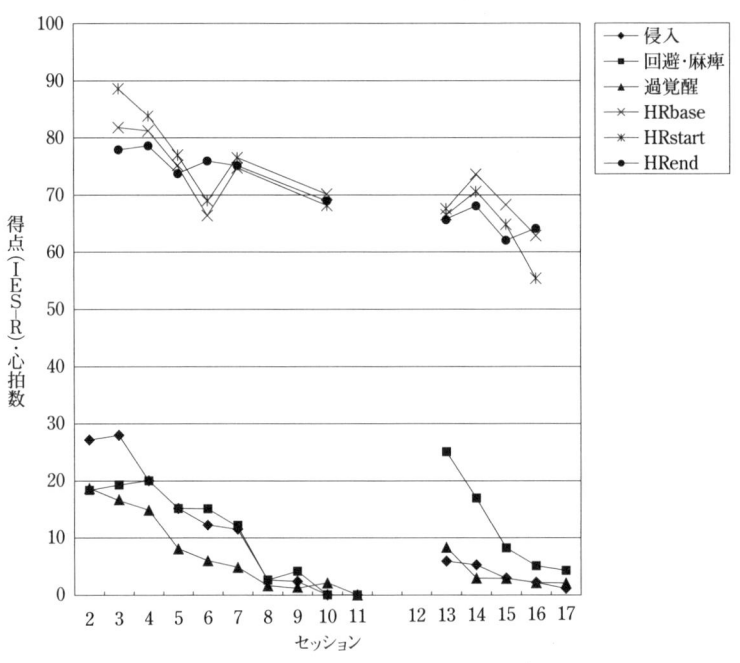

図10 IES-R の下位尺度，心拍数の変化

りさらに上昇するが，EMDR処理によって心拍数が低下する．処理後半（6セッション以降）では症状全般の軽快を反映して外傷記憶に焦点を当てる前から心拍数は低く，その後の変化はあまり一貫性が見られない．外傷的な記憶の想起に伴う生理的な反応を伴った再体験は処理の初期のセッションに起こり，後半はむしろ認知的な改善から回避行動の改善へつなげていくことが課題となると考えることができるかも知れない．クライエントが最後の感想として，初めに大きな改善を感じ，その後，最後の改善を抑えている細かい記憶をひとつずつつぶしていくような印象を語っていたことと対応している．しつけや自傷の記憶の処理ではむしろ評定前の基準レベルの心拍数が高く，外傷記憶の想起による心拍数の上昇は見られず，処理による低下が若干見られるのみである．このしつけや自傷の記憶では侵入が主症状でなく，回避・麻痺症状が顕著であることと対応していると考えられよう．

BDIを含めたこれらの尺度間でのピアソンの積率相関係数を求めたところ，表3のような結果となった．心拍数が侵入や過覚醒尺度との相関が高く（下線部），行動的な側面の回避・麻痺とは相関がやや低いのが特徴的である．IES-Rの下位尺度とともに，心拍数はPTSDクライエントの症状把握に役立つことが考えられる．

このように，16歳頃の冤罪被害の記憶を扱った時期，その後子ども時代の両親からの体罰の記憶を扱った時期とで異なった処理過程が進んだと考えることができる．初めに冤罪被害を扱った期間では，生育歴での兄への劣等感，家族歴での子どもともうまく接することができないことなどが，少し気がかりのま

表3 心理尺度（BDI, IES-R）HRデータのピアソンの積率相関係数行列

	IES-R	侵入	回避・麻痺	過覚醒	HR 基準	HR 開始	HR 終了
BDI	.78***	.65**	.78**	.76**	.23	.23	−.11
IES-R		.95***	.89***	.96***	.74*	.82**	.72*
侵入			.71**	.96***	.82**	.89***	.85**
回避・麻痺				.75**	.44	.50	.40
過覚醒					.79*	.85**	.75*
HR 基準						.96***	.75*
HR 処理開始							.85**

+10%水準，*5%水準，**1%水準，***0.1%水準．

ま残されていた．もちろん，クライエントが自分で乗り越えていってくれればそれでいいので，治療者のすべての気がかりが払拭されなくては終結できないわけではない．このクライエントでは，8カ月後に治療を再開し，より幼い時代を扱うことになった．子ども時代の記憶は「自分は重要ではない，自分がいやだと感じてそれを言葉にしても何も変えられない」というメッセージを叩き込み，これが冤罪被害へとつながったとも感じられる．表面にある激しいフラッシュバックの症状の除去の後に，芯にある自己否定を扱ったと言え，より深いレベルの解放につながったのではなかろうか．これをもし認知行動療法で扱うとしたらどのような変化過程があっただろうか？　激しいフラッシュバックは曝露により乗り越えることが可能かも知れない．その後の自己否定は認知的な介入によって修正が可能であろうか？　EMDR においては，ひとつの手続きでこのどちらも可能となる．それが記憶の再処理である．記憶の中に保存されている非機能の記憶に再アクセスし，機能的な記憶への加工を急速に行う．強烈なインパクトを持って現在に侵入してきていたリアルなイメージは，今や否定的ではあっても確実に過ぎ去った色あせた記憶へと変容する．適切な距離がとれることで，もはや記憶に支配されることはない．EMDR の中で起こる変化は，曝露によるものでも認知的な説得によるものでもないことをわかっていただけるだろうか？　これが記憶の再処理という変化である．

6. おわりに

PTSD の領域は今精神医学，臨床心理学の中でもホットな領域で，目が離せない．脳科学領域からもアプローチがされ，治療により血流の部位が変わることがわかってきており，客観的・科学的データが集まり始めている．次々に治療ガイドラインが出されているが，これらも新しい知見の蓄積とともに改訂が必要になると思われる．本章の内容が，わずか数年後には陳腐となっているような予感さえ感じる．我々は，常に，新しいものでも，効果的な方法に対してオープンであり続けたいものだ．そのときの大事な基準は，客観性を持って評価されたクライエントの福利以外にはあり得ない．

Bleich, A., Kotler, M., Kutz, I., & Shaley, A. 2002 A position paper of the (Israeli) National Council for Mental Health : Guidelines for the assessment and professional intervention with terror victims in the hospital and in the community.

Bremner, J. D. 2002 Does stress damage the brain? Understanding trauma-related disorders from a mind-body persptctive, W. W. Norton. (北村美都穂訳 2003 ストレスが脳をだめにする. 青土社.)

Cahill, S. P. 2000 Counterpoint : Evaluating EMDR in Treating PTSD. *Psychiatric Times* 17 (7).

Chambless, D. L., et al. 1998 Update on empirically validated therapies II. *The Clinical Psychologist*, 51, 3-16.

Chemtob, C, Tolin, D. van der Kolk, B., & Pitman R. 2000 Eye movement desensitization and reprocessing. In E. B. Foa, T. M. Keane, & M. J. Friedman (Eds.) *Effective treatments for PTSD : Practice Guidelines from the International Society for Traumatic Stress Studies*. Guilford Press, 139-154 ; 333-335.

Cooper, N. A. & Clum, G. A 1989 Imaginal flooding as a supplementary treatment for PTSD in combat veterans : A controlled study. *Behavior Therapy*, 20, 381-391.

CREST 2003 The management of post traumatic stress disorder in adults. A publication of the Clinical Resource Efficiency Support Team of the Northern Ireland Department of Health, Social Services and Public Safety, Belfast. http://www.crestni.org.uk

Davidson, P. R. & Parker, K. C. H. 2001 Eye movement desensitization and reprocessing (EMDR) : A meta-analysis. *Journal of Consulting and Clinical Psychology*, 69, 305-316.

Department of Veterans Affairs & Department of Defense 2004 Management of post-traumatic stress in primary care : Clinical practice guideline. http://www.oqp.med.va.gov/cpg/PTSD/PTSD_cpg/frameset.htm

Dutch National Steering Committee Guidelines Mental Health Care 2003 *Multidisciplinary guideline anxiety disorders*. Quality Institute Heath Care CBO/ Trimbos Intitute. Utrecht, Netherlands.

Foa, E. B., Dancu, C. V., Hembree, E., Jaycox, L. H., Meadows. E. A., & Street, G. P. 1999 A comparison of exposure therapy, stress inoculation training, and their combination for reducing posttraumatic stress disorder in female assault victims. *Journal of Consulting and Clinical Psychology*, 67 (2), 194-200.

Foa, E. B., Keane, T. M., & Friedman, M. J. (Eds.) 2000 *Effective Treatment for PTSD Practice Guidelines from the International Society for Traumatic Stress Studies*. Guilford Press. (飛鳥井望・西園 文・石井朝子訳 2005 PTSD治療ガ

イドライン エビデンスに基づいた治療戦略. 金剛出版.)
Foa, E. B. & Meadows, E. A. 1997 Psychosocial treatments for posttraumatic stress disorder : A critical review. *Annual Review of Psychology*, 48, 449-480.
Foa, E. B. & Rothbaum, B. O. 1998 *Treating the Trauma of Rape : Cognitive-behavioral Therapy for PTSD*. New York : The Guilford Press.
Foa, E. B., Rothbaum, B. O., Riggs, D. S., & Murdock, T. B. 1991 Treatment of posttraumatic stress disorder in rape victims : A comparison between cognitive-behavioral procedures and counseling. *Journal of Consulting and Clinical Psychology*, 59 (5), 715-723.
Herman, J. L. 1992 *Trauma and recovery*. Basic Books. (中井久夫訳 1996 心的外傷と回復. みすず書房.)
市井雅哉 2004 EMDR (眼球運動による脱感作と再処理法). 内山喜久雄・坂野雄二編 現代のエスプリ別冊「エビデンス・ベースト・カウンセリング」至文堂, 177-187.
市井雅哉 2005 EMDR (眼球運動による脱感作と再処理法) によるPTSDの治療 : 未解決記憶の解決, 心療内科, 9, 35-42.
INSERM 2004 *Psychotherapy : An Evaluation of Three Approaches*. French National Institute of Health and Medical Research, Paris, France.
Ironson, G. ; Freund, B. ; Strauss, J., & Williams, J. 2002 Comparison of two treatments for traumatic stress : A community-based study of EMDR and prolonged exposure. *Journal of Clinical Psychology*, 58 (1), 113-128.
Jaberghaderi, N., Greenwald, R., Rubin, A., Zand, O. S., & Dolatabadi, S. 2004 A comparison of CBT and EMDR for sexually-abused Iranian girls. *Clinical Psychology and Psychotherapy*, 11, 358-368.
Jung, K. E. 2001 Posttraumatic spectrum disorder : A radical revision. *Psychiatric Times*, 18 (11).
Keane, T. M., Fairbank, J. A., Caddell, J. M., & Zimering, R. T. 1989 Implosive (flooding) therapy reduces symptoms of PTSD in Vietnam combat veterans. *Behaviour Therapy*, 20, 245-260.
Kilpatrick, D. G., Veronen, L. J., & Resick, P. A. 1982 Psychological sequelae to rape : Assessment and treatment strategies. In D. M. Dolays & R. L. Meredith (Eds.) *Behavioral Medicine : Assessment and Treatment Strategies*. New York : Plenum Press ; pp. 473-497.
Kilpatrick, D. & Tidwell, R. 1989 Victims' rights and services in South Carolina : The law, the reality. Charleston, SC : Crime Victims Research and Treatment Center, Medical University of South Caroline.
Lee, C., Gavriel, H., Drummond, P., Richards, J., & Greenwald, R. 2002 Treatment of PTSD : Stress inoculation training with prolonged exposure compared to EMDR. *Journal of Clinical Psychology*, 58 (9), 1071-1089.

Leeds, A. 1998 Principles of case formulation and the use of resource development and installation for integrating EMDR into the treatment of complex posttraumatic stress and adult attachment related disorders. Paper presented in 1998 EMDR Institute Level 2 Specialty Presentation.

Lovell, K., Marks, I. M., Noshirvani, H., Thrasher, S., & Livanou, M. 2001 Do cognitive and exposure treatments improve various PTSD symptoms differently? A randomized controlled trial. *Behavioral and Cognitive Psychotherapy*, 29 (1), 107-112.

Marks, I., Lovell, K., Noshirvani, H., Livanou, M., & Thrasher, S. 1998 Treatment of posttraumatic stress disorder by exposure and/or cognitive restructuring : A controlled study. *Archives of General Psychiatry*. 55 (4), 317-325.

Maxfield, L. & Hyer, L. 2002 The relationship between efficacy and methodology in studies investigating EMDR treatment of PTSD. *Journal of Clinical Psychology*. 58 (1), 23-41.

Paunovic, N. & Ost L. G. 2001 Cognitive-behavior therapy vs exposure therapy in the treatment of PTSD in refugees. *Behavior Therapy and Research*, 39 (10), 1183-1197.

Power, K., McGoldrick, T., Brown, K., Buchanan, R., Sharp, D., Swanson, V., & Athanasios, K. 2002 A controlled comparison of eye movement desensitization and reprocessing versus exposure plus cognitive restructuring versus waiting list in the treatment of post traumatic stress disorder. *Clinical Psychology and Psychotherapy*, 9 (5), 299-318.

Resick, P. A. & Nishith, P. 2001 Two-year follow-up of a clinical trial comparing cognitive processing therapy and prolonged exposure for the treatment of PTSD. In Reaching undeserved trauma survivors through community-based programs : 17th Annual Meeting of the International Society for Traumatic Stress Studies ; December 6-9, p. 54.

Resick, P. A., Nishith, P., Weaver, T. L., Astin, M. C., & Feuer, C. A., 2002 A comparison of cognitive-processing therapy with prolonged exposure and a waiting condition for the treatment of chronic posttraumatic stress disorder in female rape victims. *Journal of Consulting and Clinical Psychology*, 70 (4), 867-879.

Rogers, S. & Silver, S. M. 2002 Is EMDR an exposure therapy? A review of trauma protocols. *Journal of Clinical Psychology*, 58, 43-59.

Rothbaum, B. 2001 Psychological treatments for posttraumatic stress disorder. *TEN*, 3 (10), 59-63.

Schnurr, P. P. 2001 Outcome of a randomized clinical trial of group therapy for PTSD. In Reaching undeserved trauma survivors through community-based programs : 17th Annual Meeting of the International Society for Teaumatic Stress Studies ; December 6-9, p. 61.

Servan-Schreiber, D. 2000 POINT : Eye Movement Desensitization and Reprocessing : Is Psychiatry Missing the Point? *Psychiatric Times*, 17 (7).

Shapiro, F. 1995/2001 *Eye Movement Desensitization and Reprocessing : Basic Priciples, Protocols, and Procedures*. Guilford. (市井雅哉監訳 2004 EMDR：外傷記憶を処理する心理療法. 二瓶社.)

Shepherd. J., Stein, K., & Milne, R. 2000 Eye movement desensitization and reprocessing in the treatment of post-traumatic stress disorder : A review of an emerging therapy. *Psychological Medicine*, 30 (4), 863-871.

Sjöblom, P. O., Andréewitch, S. Bejerot, S., Mörtberg, E., Brinck, U., Ruck, C., & Körlin, D. 2003 *Regional treatment recommendation for anxiety disorders*. Stockholm : Medical Program Committee/Stockholm City Council, Sweden.

Tarrier, N., Pilgrim, H., Sommerfield, C., Faragher, B., Reynolds, M., Graham, E., & Barrowclough, C. 1999 A randomized trail of cognitive therapy and imaginal exposure in the treatment of chronic posttraumatic stress disorder. *Journal of Consulting and Clinical Psychology*, 67 (1), 13-18.

Taylor, S., Thordarson, D. S., & Maxfield, L. 2002 Efficacy, speed, and adverse effects of three PTSD treatments : Exposure therapy, relaxation training, and EMDR [abstract]. *Canadian Psychology*, 43, 139.

Taylor, S., Thordarson, D., Maxfield, L., Fedoroff, I, Lovell, K., & Ogrodniczuk, J. 2003 Comparative efficacy, speed, and adverse effects of three PTSD treatments : Exposure therapy, EMDR, and relaxation training. *Journal of Consulting and Clinical Psychology*, 71 (2), 330-338.

United Kingdom Department of Health 2001 Treatment choice in psychological therapies and counselling evidence based clinical practice guideline. London : Author.

WEB : http://www. doh. gov. uk/mentalhealth/treatmentguideline/

Ursano, R. J., Bell, C., Pfefferbaum, B., et al. 2004 Practice Guidelines for the Treatment of Patients with Acute Stress Disorder and Posttraumatic Stress Disorder. American Psychiatric Association.

http://www. psych. org/psych_pract/treatg/pg/PTSD-PG-PartsA-B-C-New. pdf

http://www. psych. org/psych_pract/treatg/quick_ref_guide/PTSD_ASD_QRGS tandalone. pdf

van der Kolk, B. A. 1996 The complexity of adaptation to trauma : Self-regulation, stimulus discrimination, and characterological development. In B. A. van der Kolk, A. C. McFarlane, & L. Weisaeth (Eds.) Traumatic stress : The effects of overwhelming experience on mind, body, and society. Guilford Press.（西澤　哲監訳　2001　トラウマティック・ストレス．誠信書房.）

Van Etten M. L. & Taylor. S.　1998　Comparative efficacy of treatments for posttraumatic stress disorder : A meta-analysis. *Clinical Psychology & Psychotherapy*, 5, 126-144.

EMDR

市井雅哉

　EMDR（Eye Movement Desensitization and Reprocessing；眼球運動による脱感作と再処理法）は，外傷的な記憶を非常に短期間に処理できる新しい心理療法である．

　アメリカの臨床心理士シャピロ（Shapiro, F., 2001）博士によって1989年に発表されたこの治療法は，この15年余の間に，全世界で4万人を超える臨床家がその基礎的なトレーニングを終えたほどに注目されている．多くの臨床効果研究を経て，PTSD（外傷後ストレス障害）に対する効果は多くの国（英，米，ドイツ，オランダ，フランス，スウェーデン，イスラエル，北アイルランド）や団体（米心理学会，米精神医学会，国際トラウマティックストレス学会）から実証性のある有効な治療法としての評価を得て，治療ガイドラインで推薦されている．戦闘，性被害，テロ，犯罪被害，自然災害，交通事故，DV，虐待，医療処置の外傷などのクライエントに広く適用されてきた．

　手続きとしては，外傷的な記憶の映像，それに伴う否定的な自己評価，置き換わるべき肯定的な自己評価，それを信じられる程度，記憶に伴う感情，その苦痛度，それを感じる身体感覚の場所を評定する．映像，否定的認知，身体感覚に意識を向けた状態で，左右方向の素早い眼球運動を約25往復程度，治療者の指を目で追う形で行う．その時点での気づきを報告してもらい，それに意識を向けて次の25往復に入る．クライエントの自然な連想の流れに沿いながら治療が進む．これを繰り返すと，否定的な映像の鮮明度が減じ，肯定的な事柄を思い出し，出来事が急速に過去のこととして客観的に冷静に受け止められるようになる．これにより，苦痛感は消失し，肯定的な認知ができ，身体感覚も好転する．与える刺激としては，左右交互のリズミカルな聴覚・触覚刺激も用いられうる．こうした刺激のみで好転しない場合には「認知の編み込み」という言語的な介入後に刺激を加え，本人の過度な責任意識を取り除き，今の安全を確認し，他の行動の選択肢を見いだすことを目指す．

　機序はまだ明らかではないが，その変化の速さからは，脳に直接刺激を与えるこ

とで，記憶の貯蔵方法や連合をダイナミックに変えていると推測される．脳磁図などのデータからは治療後に左右の大脳半球の同期的活性化，前頭前野の賦活が見いだされている．治療前の段階では，外傷的記憶がイメージ，感情の形でよみがえり，右脳を活性化させるが，言語化や分析をする左脳が働かない．治療中の左右両側への刺激が左右の脳を活性化させ，左脳が働く．また，外傷記憶に焦点を当てた際の過去や内的生理的変化に向いた注意が，目の前の動く刺激に注意を向けることで前頭前野が活性化し，目の前で起こる事柄に適切に注意が向けられる状態へと変化する．過去の記憶，自分の内的感覚（イメージ，感情，身体感覚）に注意を向けると同時に，今目の前の退屈な刺激（安全感）に注意を向けることが治療的であるという指摘もある．REM 睡眠と同様のメカニズムで，記憶の整理作業が行われるのではないかとの指摘もある．これらを統合した形の，健康なヒトが持っている適応的に記憶を加工していく（忘却も含めた）力を，刺激により活性化するという情報処理モデルをシャピロは提唱している．

特別な禁忌はないが，生育歴の聴取で愛着が結ばれていないような親子関係を持つような，肯定的な記憶が極端に少なく，否定的な記憶が多い場合には，通常の EMDR により自殺企図などが高まる可能性がある．こうしたクライエントでは準備段階に時間をかけ，RDI（資源の開発と植え付け）という肯定的な記憶に焦点を当て，自己肯定感を増す手続きにゆっくり時間をかけることが必要である．また，解離性同一性障害が疑われる場合にも，凶暴な人格へのスイッチなどが起こることが懸念されるため，まずは，DES（解離経験尺度）によるスクリーニングが推奨される．可能性が高いとなると，EMDR 実施以前に人格の全体像を探り，統合に向けての治療が必要となる．また，2 次的疾病利得がある場合，EMDR への抵抗が働きうるので，治癒後の生活設計を見渡した幅広い援助が必要となるだろう．訴訟がからんだ場合も，EMDR で処理が進むことで感情が弱まったり，記憶が不鮮明になったりして，却って訴訟では不利に働くといった問題点が指摘されており，インフォームドコンセントが重要である．

EMDR で否定的な記憶が処理できることを考えると，その適用範囲は，ASD（急性ストレス障害），PTSD のみに留まらず，適応障害，パニック障害，恐怖症，社会不安，薬物依存，抑うつ，強迫性障害，解離性障害，愛着障害，人格障害，幻肢痛などにも広げることが可能であろうと有望視され，症例報告がなされている．

例えば，恐怖症では，先行するストレス場面，最初の恐怖場面，最も大きな恐怖場面，最近の恐怖場面，未来の鋳型，現実脱感作といった流れで治療する手順（プロトコル）が提唱されており，行動療法をも取り込んだ包括的な治療プランが提案されている．

このようにEMDRは評価や手続きが体系化されている点では，行動療法・認知行動療法との親和性が高いが，過去に遡って自由連想的に昔の記憶を扱える点では精神分析との親和性もある．実際，最近の記憶を扱っても症状の軽減が見られない場合に，小さい頃の親との記憶を扱うことで完結に至ることは多々見られることで，フロイト理論の正しさを端的に実証できる部分があり，臨床心理学流派統合の可能性も秘めていて，興味深い．

Shapiro, F. 2001 *Eye Movement Desensitization and Reprocessing : Basic Principles, Protocols, and Procedures* (2nd ed.), Guilford Press.（市井雅哉監訳　2004　EMDR：外傷記憶を処理する心理療法．二瓶社．）

コラム 不安障害の心理療法・4

ストレス免疫訓練

嶋田洋徳

　現代のメンタルヘルスの問題を考える上で，ストレスは切っても切り離せない．ストレス免疫訓練法（Stress Inoculation Training : SIT）は，ストレスの問題の解決に際し非常に示唆に富む．ストレス免疫訓練法とは，Meichenbaumによって提唱された臨床技法であり，認知行動療法の代表的な技法のひとつである．このSITは，特定の単一技法ではなく，構造化された一連の治療パラダイムを指し，直面するさまざまなストレスに対処し，不適応的な反応（認知的反応，行動的反応）を緩和することを目的としている．

　ストレスに対する「対処技術」をクライエントに提供するという考え方は，医学的アプローチにおける疾病に対する「免疫」をつけることに類似している．その原理は，さまざまな防御をしなければならないような（適度の）レベルのストレスにさらされる（接種される）ことによって，その人のストレスに対する抵抗力，すなわち「免疫」が強められるという考え方にある．したがって，SITの最大の特徴は，差し迫った問題（ストレス状況）を解決するだけではなく，今後直面するであろうさまざまな困難にも応用できるように，ストレス対処技術を養成することをねらいとするところにある．この点において，SITは，さまざまな問題の予防的効果も期待できる．また，SITの適用は，精神科や心療内科などの患者のみに限られておらず，子どもを含む広く一般を対象としている．

　SITは3つの段階，すなわち，ストレスの概念把握の段階，技術の獲得とリハーサルの段階，適用とフォロースルーの段階から構成されている．第1段階（ストレスの概念把握）では，①適切な時期に，クライエントや配偶者などの重要な人物と協力関係を確立する，②クライエントのおかれている状況の分析に焦点を当て，ストレスに関連する問題と症状を話しあう，③面接，質問紙，セルフモニタリング，イメージ技法，行動評定，心理検査等の方法を用いて情報を収集する，④訓練プログラムの効果に対するクライエントの期待を評定し，短期，中期，長期の目標を設けながら治療計画を立てる，⑤ストレスと対処の相互作用的な特徴や認知と情動がストレスの発生と維持に果たす役割について教育的示唆を与える，⑥クライエント

のストレス反応生起に関する概念モデルを提示したり，再理解を行わせる，⑦クライエントの治療に対する抵抗などについて考慮する，などが行われる．SITでは，ストレスに関する概念的な「枠組み（理論と技法の関係）」をクライエントが受け入れることによって，特定の治療技法の適用へと結びつくことが不可欠であるために，クライエントは「治療の協力者」と位置づけられる．

　第2段階（技術の獲得とリハーサル）では，クライエントが面接場面や現実場面で，さまざまな対処行動を身につけ，それらをリハーサルすることに焦点が当てられる．具体的には，①ストレッサー，あるいはストレス反応を解決すべき問題として定義し，その具体的な解決をめざす「問題解決訓練」，②不適応行動をやめ，目的志向的で状況に適合した行動を作り出すことをクライエントに教える「自己教示訓練」，③クライエントの否定的で不合理な思考の認識を深め，それらを適応的な自己陳述に置き換える「認知的再体制化（再構成）」，④リラクセーション訓練，などが実施される．ストレスに対する対処（コーピング）は，「問題焦点型対処」と「情動焦点型対処」に分類することができるが，状況がコントロール不可能な事態（喪失体験など）である場合には，否認（何もしないことやストレスとなる出来事について考えないこと）などが適切な対処方法（情動焦点型対処）であることを考慮に入れ，クライエントに応じた適切な介入方法を用いる必要がある．

　第3段階（適用とフォロースルー）では，訓練場面や日常生活の中で，獲得された対処技術の般化の機会をクライエントに与えることが最も大きな目的となる．用いられる技法は，①イメージを用いてクライエントが獲得した対処技術を使用する「イメージリハーサル」，②獲得した対処技術を行動的に使用する「行動リハーサル」，③実際の状況を設定し，その役割を演じる「ロールプレイング」，④他人の対処技術を観察する「モデリング」などである．これらの方法を用いて訓練（面接，カウンセリング）場面から現実場面へと徐々に移行していくことを援助すること，および治療後の追加セッションとフォローアップの評定の持つ重要性を強調することが重要である．

　SITで強調される点は，①誰もが同じような問題を抱えることを理解し，問題を解決するために自分が何をすればよいかを見いだすこと，②思考と感情と行動がどのように関連しているかについてよく理解すること，③ストレスに圧倒されてしまうのを避けるために，処理可能な小さなまとまりに分解して問題にアプローチすることを学ぶこと，④自分自身が十分な対処技術（問題解決，リラクセーション，時間管理，周囲の人からのサポート，コミュニケーション技術，主張技術など）を持っていることを確信すること，⑤自分の対処技術を体系的に試し練習すること，である．

最近になって，認知行動的ストレスマネジメントが論じられるようになり，ストレスマネジメント（対処）の適正化や効率化を図ろうとする動きが見られるようになってきた．しかしながら，さまざまな技法が包括される形式の「パッケージ療法」は，その相乗効果を強調するあまり，ともすればどの技法のどの部分がどのように効果があるのかが見失われる可能性も残されている．したがって，今後も基礎的研究を十分に行っていく必要があるが，SIT はそうした危惧に十分に耐えられるデータの蓄積が多い臨床技法である．

第 6 章

特定の恐怖症

岩永　誠

　特定の恐怖症（specific phobia）は，広場恐怖症や社会恐怖症とともに，不安障害の一つに分類されている（DSM-IV, 1994）．特定の恐怖症は，単一恐怖症（simple phobia）とも呼ばれていたが，simple という表現が症状の軽さをイメージさせてしまい，正確な症状理解につながりにくいおそれがあると考えられたため，現在の specific という用語が用いられている（Marks, 1987）．

1. 診断基準と有病率

　表 1 に示すように，DSM-IV では特定の恐怖症の診断基準と病型を決めている．特定の恐怖症の基本的特徴は，特定の対象や状況に対する著明で持続的な恐怖であり（基準 A），その恐怖刺激にさらされると不安反応が誘発され（基準 B），時としてパニック発作が認められることもある．この障害を持つ青年や成人は，その恐怖が過剰で不合理だという認識はある（基準 C）が，子どもの場合にはその認識のないことがある．恐怖刺激は回避されることがほとんどであるが，強い恐怖を感じながらも堪え忍ばれることもある（基準 D）．特定の恐怖症と診断されるためには，こうした症状によって社会生活や学業，職業が著しく障害されていることや，著しい苦痛を感じていることが条件となる（基準 E）．18 歳未満の場合，診断には 6 カ月間症状の持続が認められなければならない（基準 F）．鑑別診断に関して，生じた不安やパニック発作，回避型の精神疾患ではうまく説明できないこと（基準 G）が必要である．しかし，子どもの場合，症状の表現形式や不合理性の自覚が，成人とは異なる場合があるので注意しなければならない．

　特定の刺激や状況に恐怖を抱くのは多くの人に認められるが，特定の恐怖症

表1 特定の恐怖症の診断基準

A. ある特定の対象または状況(例:飛行,高所,動物,注射されること,血を見ること)の存在,または予期をきっかけに生じた,強くて持続的な恐怖で,過剰または不合理なものである.
B. 恐怖刺激に曝露されると,ほとんどの場合,直ちに不安反応が誘発され,それは,状況依存性または状況誘発性のパニック発作の形をとることがある.
注:子どもの場合は,大声で泣く,かんしゃくを起こす,動作が止まってしまう,またはしがみつくなどの形に表現されることがある.
C. その人は,恐怖が過剰であること,または不合理であることを認識している.
注:子どもの場合,こうした特徴のない場合もある.
D. その恐怖状況は回避されているか,そうでなければ,強い不安または苦痛を伴い堪え忍ばれている.
E. 回避,不安を伴う予期,または恐怖状況の中での苦痛のために,その人の正常な毎日の生活習慣,職業上の(または学業上の)機能,または社会活動や他者との関係が障害されており,またはその恐怖症があるために著しい苦痛を感じている.
F. 18歳未満の人の場合,持続期間は少なくとも6カ月である.
G. 特定の対象または状況に関する不安,パニック発作,または恐怖症性の回避は,以下のような,他の精神疾患ではうまく説明されない.例えば,強迫性障害(例:汚染に対する強迫観念のある人が,ごみに対する恐怖),外傷後ストレス障害(例:強いストレス因子と関連した刺激の回避),分離不安障害(例:学校の回避),社会恐怖(例:恥ずかしさに対する恐怖のために社会的状況の回避),広場恐怖を伴うパニック障害,またはパニック障害の既往歴のない広場恐怖,など.

動物型
自然環境型(例:高所,嵐,水)
血液・注射・外傷型
状況型(例:飛行機,エレベーター,閉ざされた場所)
その他の型(例:窒息,嘔吐,または病気にかかるかもしれない状況に対する恐怖症的回避;子どもの場合,大きい音または仮想した人の回避)

(DSM-IV)

と診断されるほどの障害や苦痛を伴うのはまれで,1年有病率は約9%,生涯有病率は10〜11.3%である(DSM-IV).Costello(1982)は,女性における軽度の恐怖症の有病率は19.4%であると報告している.主婦を対象としたAgras, et al.(1969)によると,1年有病率は7.7%であるが,重度と評価されるものは0.2%にすぎない.

1980年代に行われた疫学的地域(Epidemiologic Catchment Area;ECA;Chapman, 1997)調査は,アメリカの5地域,2万人にも及ぶ対象者を用いた大規模なものである.その結果が,DSM-III以降の診断に活かされている.

表2 DIS/DSM-IIIによる特定の恐怖症の生涯有病率推定値

地域	サンプル数(n)	特定恐怖症の割合(%)		
		全体	男性	女性
1. ECA（アメリカ4地域）	14429	11.3	7.8	14.5
2. カナダ	3258	7.2	4.6	9.8
3. イタリア	1110	0.6	0.2	1.1
4. プエルトリコ	1513	8.6	7.6	9.6
5. 台湾				
台北	5005	3.6	2.2	5.0
小都市	3004	4.9	2.1	7.9
田園地帯	2995	2.7	1.7	3.8
6. 韓国（田園地帯）	1966	4.7	1.8	8.1

(Chapman, 1997を一部改変)

表2は，世界各地で行われた大規模調査による有病率をまとめたものである．生涯有病率は，0.6%（イタリア）～11.3%（ECA）と地域差がある．東アジア圏である台湾と韓国では，2.7～4.9%とECAの半分以下である．ECAにおいても米国内の地域差が認められ，9.5%（セントルイス）～23.7%（ボルチモア）の有病率であった（Chapman, 1997）．表2に示した6研究では，いずれも女性での生涯有病率が高く，男性の2倍程度となっている．

2. 特定の恐怖症の病型とその特徴

特定の恐怖症は，5つの病型に大別されている．それぞれの病型における例を示しながら，その特徴を示す．

2.1 動物型

動物または虫がきっかけで恐怖が生じている場合に特定される恐怖症で，イヌやネコ，ヘビ，クモ，ゴキブリ，毛虫などが恐怖の対象となる．Agras, et al.（1969）は，強い恐怖を抱いている対象として，ヘビが最も多い（25.3%）が，恐怖症と診断されるものは病気・外傷（3.1%），嵐（1.3%），動物（1.1%）が多くなっている．ヘビ・虫・クモ・ネズミは，男女に共通して認められやすいが，イヌやネコといった動物恐怖症は女性に多く，動物型でも対象によ

り男女比が異なる．動物恐怖症の平均発症年齢は7歳（Öst, 1987）で，他の恐怖症よりも早いものの，有病率は加齢とともに低下していくという特徴がある（Agras, et al., 1972）．

2.2 自然環境型

嵐や雷，高所，水といった自然環境の対象がきっかけとなって恐怖が生じている恐怖症を指す．自然環境型の典型である高所恐怖は，ヘビ恐怖に次いで2番目に高く，12％の人に認められる（Agras, et al., 1969）．ECAによると，恐怖を感じる割合は18.2％，生涯有病率も4.7％と高く，恐怖を感じるものの26％が臨床的問題に至っている（Chapman, 1997）．性差は他の恐怖症よりも小さく，女性の比率は55～70％となっている（DSM-IV）．症状は，小児期に現れる傾向があるが，成人期早期に発症することも多い．

小児期に多く報告される恐怖症が，水恐怖症である．7～12歳児を対象とした調査（Miller, et al., 1974）によると，水への過度な恐怖を示す頻度は，その他のほとんどの恐怖症よりも報告される頻度が高く，20人に1人である．3～8歳児を対象としたMenzies & Clarke（1993a）は，40人に1人が水に関連した恐怖を抱いていると報告している．ECAでも，水に対して恐怖を感じる割合が12.5％，臨床的問題を抱える割合が3.3％と高くなっている（Chapman, 1997）．親への聞き取り調査によると，水恐怖の治療に参加した平均年齢は5.5歳で，発症年齢はかなり早い．しかも，水恐怖症の幼児は初めて水に接触したときから恐怖症的反応が認められ，直接的な学習経験が認められるのは2％にすぎない（Menzies & Clarke, 1993b）．

2.3 血液・注射・外傷型

血液または外傷を見ることや，注射あるいは他の侵襲的な医学的処置を受けることがきっかけで恐怖が生じている恐怖症である．その有病率は，3.1％（Agras, et al., 1969）～4.5％（Costello, 1982）であるが，年齢差が認められる．10～20歳の有病率は12％と高い割合を示すが，30歳代で10％，40歳代で7％，50歳代で6％，60歳代になると0％と，次第に減少する（Agras, et al., 1969）．家族の有病率も高く，血液・外傷恐怖症の61％，注射恐怖症の29％が，

同じ恐怖症を家族で発症しているものがいる（Öst & Hellström, 1997）．発症年齢は早く，血液・外傷恐怖症が 8.5（$SD=4.5$）歳，注射恐怖症が 8.2（$SD=4.9$）歳である（Öst & Hellström, 1997）．血液・外傷恐怖症の 65％，注射恐怖症の 68％が 10 歳未満で発症している．

血液・注射・外傷恐怖症の特徴は，血管迷走神経性失神を起こすことである．主に血液恐怖症と診断された患者の 70～80％，および注射恐怖症と診断された患者の 56％が，恐怖症刺激に直面したときに失神した経験を有していることを報告している（Öst & Hellström, 1997）．血液や外傷を見て失神する大学生は 13％であるが，その割合は男性（7％）よりも女性（17％）で高い（Kleinknecht, 1987）．血液を見て 1 回以上失神したことのある人は，男性（11％）よりも女性（25％）で高くなっている（Kleinknecht & Lenz, 1989）．

ほとんどの恐怖症では，恐怖刺激にさらされると血圧や心拍数が増加し，過覚醒の状態になる．しかし，血液・注射・外傷恐怖症の生理反応パターンは逆で，刺激にさらされた直後に心拍数や血圧の一過的な増加が認められるが，その後ベースラインよりも低い水準まで急速に低下する．その結果として気を失ってしまうこともある．一部の患者では，血圧と心拍数の急激な低下の結果，心収縮不全を引き起こすこともある（Öst, et al., 1984）．

2.4 状況型

公共輸送機関やトンネル，橋，エレベーター，飛行，自動車運転，または閉鎖された場所といった特定の状況がきっかけで生じている恐怖症を指す．発症年齢のピークは小児期と 20 代半ばで，女性の占める割合が高い（75～90％）．

閉所恐怖症は，小さな部屋や鍵のかけられた部屋，地下貯蔵庫，トンネル，エレベーター，地下鉄，混雑した場所が恐怖の原因である．理髪店の椅子に座るとかレジの列に並ぶといった行動の制限や拘束に対する恐怖は，閉所恐怖の兆候と見なされる．重篤な閉所恐怖の有病率は 2～5％で，臨床的問題を抱える程度は低い（Marks, 1987）．449 人の女性を対象とした Costello（1982）は，そのうちの 66 人（15％）が閉鎖空間や人混み，エレベーターに恐怖を感じ，18 人（4％）が重篤な恐怖を感じたことを報告している．また，342 人の女性のうち 77 人（23％）が閉鎖空間に恐怖を感じ，46 人（13％）が重篤であるこ

とが報告されている (Kirkpatrick, 1984). 恐怖を感じる割合が高かったのは，18〜25歳の年齢層であった．

事故恐怖症は，交通事故の生存者が通常の旅行を行うことや生活上の支障が生じることを指す．旅行は避けられ，運転も基本的な移動のみに制限されるが，完全に運転をしなくなるまでに至ることはまれである (Kuch et al., 1995). 交通事故生存者の約20%に急性ストレス症状が認められ，1年間後でも約10%に外傷後ストレス障害 (PTSD) が認められる (Mayou, et al., 1993). また，自動車事故の4〜6年後まで事故に関係した恐怖症的不安を示す人は回答者の3分の1にも達するという報告もある (Mayou, et al., 1991).

2.5 その他の型

上記の4つの恐怖症とは異なる他の刺激がきっかけで恐怖が生じている場合に特定される．窒息や嘔吐，病気にかかるかもしれない状況に対する恐怖や回避が含まれる．空間や大きい音，仮装した人物に対する子どもの恐怖がある．

3. 恐怖症の形成モデル

特定の恐怖症が形成される機序については，精神分析理論，条件づけモデル，進化論，認知情報処理など，多くの立場からの説明が試みられてきた．本節では，近年論じられることの多い認知媒介型の条件づけモデルと準備性仮説について触れる．

3.1 認知論的パブロフ型条件づけ

恐怖症の形成は，伝統的古典的条件づけ理論（traditional classical conditioning theory）により説明され，行動療法の理論的枠組みおよび実践的治療へ大きな影響を与えてきた．しかし，多様な恐怖・不安関連現象の説明には限界があり (Mineka, 1985 ; Rachman, 1977)，認知論的観点を取り入れることの有用性が指摘されてきた．

Mineka (1985) や Rachman (1977 ; 1990) は，①恐怖条件づけが失敗することがある，②条件づけ以外でも恐怖学習が可能である，③恐怖症の対象が特定

の刺激に偏在している，④接近説と合致しない恐怖学習が認められる，といった問題を指摘し，伝統的古典的条件づけでは説明が不十分であると指摘している．例えば，古典的条件づけにより恐怖が獲得されたと報告しているのは，幼児の水恐怖症では2%（Menzies & Clarke, 1993b），大学生における高所恐怖症では18%にすぎない（Menzies & Clarke, 1993a）．記憶をもとにした調査であるため，その数値がどの程度信頼できるかについては疑問が残るものの，条件づけによって恐怖症が形成される割合は決して高いものとはいえない．恐怖の解消過程についても，伝統的古典的条件づけ理論では説明できない問題が残されており（Rachman, 1990），無条件刺激の強度が高すぎる場合には，消去過程に入っても恐怖反応が維持もしくは増大する可能性がある孵卵（incubation）現象も認められている（Eysenck, 1979）．

こうした問題を解決するため，Davey（1992 ; 1997）は，古典的条件づけ理論を認知論的観点から再構成した認知論的パブロフ型条件づけモデルを提唱している（図1）．このモデルによれば，条件刺激（CS）呈示後，CS呈示に随伴していると認知されている無条件刺激（UCS）の表象が探索され，この表象を再評価した結果として条件反応（CR）が生じることになる．CS-UCSの随伴性認知とUCSの強度評価という2つの認知的評価が，CR喚起量の重要な規定因となっている．

Davey（1992 ; 1997）は，予期評価過程におけるCS-UCSの随伴性認知には，図1に示した諸要因が関係していると考えている．とりわけ，CSの情動価が随伴性認知に影響することは予期的バイアス（expectancy bias）と呼ばれ，

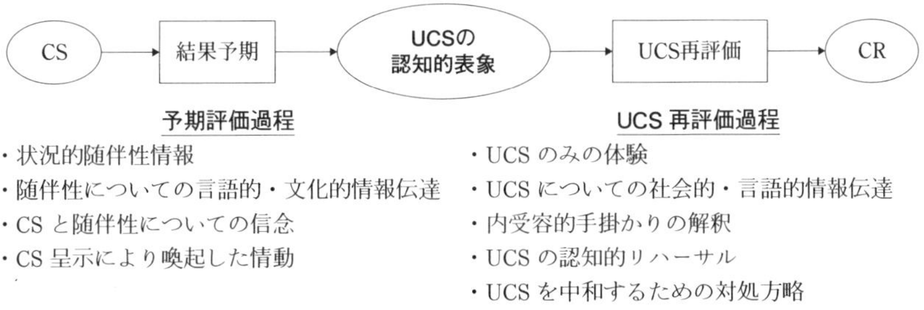

図1 認知論的パブロフ型条件づけモデル（Davey, 1997を一部改変）

CS → 結果予期 → UCSの認知的表象 → UCS再評価 → CR

予期評価過程
・状況的随伴性情報
・随伴性についての言語的・文化的情報伝達
・CSと随伴性についての信念
・CS呈示により喚起した情動

UCS再評価過程
・UCSのみの体験
・UCSについての社会的・言語的情報伝達
・内受容的手掛かりの解釈
・UCSの認知的リハーサル
・UCSを中和するための対処方略

恐怖症が特定の刺激に偏在していることの説明となっている．Tomarken, et al.（1989；1995）は，恐怖関連刺激（例，ヘビ，クモ）と恐怖非関連刺激（例，花，キノコ）をCS，電撃をUCSとした恐怖条件づけにおいて，両刺激の呈示確率は同じであるにもかかわらず，恐怖関連刺激と電撃の随伴性が高いと認知されることを報告している．また，Davey & Craige（1997）も，条件づけ以前に脅威的だと評価したCSに対しては，脅威的なUCSとの随伴性を認知しやすいと報告している．恐怖関連刺激であるCSと脅威事態（UCS）との随伴性認知が形成されると，恐怖条件づけの形成が促進され（Hamm, et al., 1989），消去抵抗が高くなる（Dawson, et al., 1986）．

CR強度は，UCS強度の再評価に関係している．弱いUCSを用いた条件づけによりCS-UCSの随伴性形成を行った後，UCSの強度を増大させた（UCS inflation）ところ，CRが増大することが確認されている（de Jong, et al., 1994；Hosoba, et al., 2001）．また，強度の高いUCSを用いて条件づけを行った後，UCS強度を低下させる（UCS deflation）と，CRが消失もしくは弱まることが報告されている（Hosoba, et al., 2001）．このように，CR強度が条件づけ後のUCS強度の再評価に依存することが実験的に確認されている．

Daveyによる認知論的パブロフ型条件づけモデルでは，強度の低いUCSであっても，CS-UCSの随伴性が形成されれば，その後のUCS強度の再評価によりCRの惹起が可能であることを示している．つまり，脅威と認識されない程度のUCSとCSの随伴性が形成されれば，UCS強度の認知に依存してCRが生起することになり，必ずしも高強度のUCSによる恐怖条件づけが行われる必要はない．

3.2 準備性仮説

恐怖症を引き起こす刺激は，特定の種類（例えば，ヘビやクモ，高所，水，血液，外傷等）に偏っている（Agras, et al., 1969；Costello, 1982）．こうした偏りが生じる原因や恐怖症を獲得することの適応的な側面を強調した立場が，進化論的説明である．

例えば，血液・注射・外傷恐怖症では，刺激にさらされた際に急速に心拍数や血圧が低下するという副交感神経系優位の反応が認められ，失神するという

特徴的反応を示す．このことについて，進化論的立場からは，①失神は，動物における持続緊張性の不動や凍結反応，擬死反応を表しており，捕食者にねらわれた際動かない方が適応的であるため，②失神することで血液循環を低下させることができるため，失血を防ぎやすくなるから，という説明がなされてきた（Öst & Hellström, 1997）．しかし，進化論的説明には矛盾があるという指摘もなされている．動物における擬死は次の動作への準備という意味がある（Page, 1994）が，失神してしまうと次の行動に移ることもできないからである．また，実際に出血すると心拍数と血圧の増加が引き起こされるために，失神しても失血を防ぐことにはならない（Page, 1994）のである．さらに，進化論的説明では，大方の人間が恐怖症にならなければならなくなり，一部の人だけが発症している現実を説明することはできない．

そこでSeligman（1971）は，恐怖を学習しやすい刺激が遺伝的に準備されているために恐怖症の対象の偏在が生じると考え，準備性仮説（preparedness hypothesis）を提唱した．つまり，ヘビやクモ，高所，見知らぬ人といった刺激に生まれつき恐怖を感じるのではなく，こうした刺激に対してパブロフ型条件づけがなされやすいと考えたのである．準備された恐怖関連刺激を条件刺激（CS）として用いると，①恐怖を学習しやすい，②学習された恐怖が消去されにくい，③恐怖の学習・消去において認知的介在が少ない，④特定の脅威事態と結びつきやすい，と仮定している．

Öhman（1986）は，恐怖関連刺激（クモと怒った顔のスライド）と恐怖非関連刺激（花と幸福そうな顔のスライド）をCS，電撃をUCSとした恐怖条件づけを行った．その結果，条件づけが一度形成されると，恐怖関連刺激へのCRは，恐怖非関連刺激へのCRよりも，消去されにくいことを報告している．また，Öhman & Soares（1994）は，刺激の閾下呈示を行い，認知過程介在の検討を行っている．実験参加者は刺激スライドを認知できていないにもかかわらず，ヘビに恐怖を抱くものはヘビのスライドに対して皮膚電気活動（SCR）が認められ，クモに恐怖を抱くものはクモのスライドに対してSCRが認められた．このように，準備性仮説を支持する報告がなされている．

Öhman（1986）は，準備性理論の下位システムとして，捕食者防衛システム（predator-defense system）と，社会的服従システム（social-submissiveness system)を想定している.捕食者防衛システムは,ヘビやクモなどの恐怖を高めるシステムで,捕食者に対する防衛方略に関与している.社会的服従システムは,人に対する恐怖に関係するシステムで,社会的階層を形成するのに関わっている.捕食者防衛システムは,親から離れて行動するようになる幼児期に自己防衛のために必要となり,動物恐怖症に関連するシステムである.それに対して,社会的服従システムは,社会的関係が重視される青年期に必要となり,対人恐怖症に関連している.動物恐怖症の発症年齢が,対人恐怖症よりも早い(Öst & Hellström, 1997)のも,この準備性理論のサブシステムの違いということになる.

捕食者防衛システムによれば,動物恐怖症は捕食者である動物に対する恐怖ということになる.しかし,Matchett & Davey (1991) は,小動物から攻撃されることの恐怖というよりも,小動物から病気を感染させられるかもしれないという恐怖や嫌悪の感受性が動物恐怖症と関連していると述べている.つまり,クモ恐怖症のように小動物への恐怖症は,捕食者防衛システムというよりも,病気感染からの回避や嫌悪感の抱きやすさが原因であるとも考えられるのである.

Öhmanによる条件づけ研究で,遺伝的に恐怖に関連づけられている刺激に対する消去がされにくいという知見についても,一貫した知見が得られているわけではない.また,クモやヘビの条件づけの準備性が高いということは,進化論的に考えると,有史以前の人類にとって生命を脅かしやすいからだと考えられてきた.しかし,恐怖非関連刺激として用いられているキノコにも多くの毒キノコがあり,人類の生命を脅かす危険はヘビやクモよりも高いと考えられる.そのため,キノコよりもヘビやクモが準備性の高い刺激であるという説明には無理がある(Öst & Hellström, 1997).確かに,準備性仮説によりある程度は恐怖刺激の偏在性が説明されるかもしれない.しかし,その刺激に対して,なぜ準備性が形成されたのかについての検証は,仮説が進化論的に規定されているために難しいといわざるを得ない.

4. 恐怖の低減と情動処理

　特定の恐怖症治療に用いられる代表的な技法がエクスポージャー法（exposure treatment）である．エクスポージャー法は，不適応な行動や情動反応を引き起こす刺激に対象者をさらす手法全般を指す．脅威刺激へのさらし方には，実際の刺激によるもの（in vivo）やイメージを用いるものがある．治療効果はイメージを用いるより，直接刺激にさらす方が高いといわれている．

　こうした恐怖の低減が行われるのは，情動処理（emotional processing）が行われるからだと Rachman（1980）は考えた．Rachman は情動処理を「情動的妨害が緩和され，他の経験や行動が混乱なくできるようになるまで低減されること」と定義し，以下の3つの基準を設定している．①情動的な妨害が生じている証拠が存在すること，②その妨害が減少していることが確認されること，③正常で混乱のない日常の行動に戻ったことが認められること，である．

　Foa & Kozak（1986）は，Rachman の情動処理と Lang（1979）の恐怖の生体情報理論（bio-informational theory）をもとに，恐怖低減のための情動処理理論を提唱した．Lang によると恐怖は，命題的表象（propositional presentation）の形態をとって記憶上のネットワークとして表わされ，①刺激状況に関する情報，②言語・生理・外的行動反応に関する情報，③刺激と反応要素の意味づけに関する情報，の3種類の情報から構成されると仮定される．つまり，個人にとって恐怖は，記憶ネットワーク内に保持されている恐怖に関係する刺激や状況に依存して生起し，その反応も記憶ネットワーク内の3つの反応システムに関する情報を元にして表出されることになる．そのため，恐怖刺激や恐怖反応に個人差が生じることになる．

　Foa & Kozak（1986）の情動処理理論では，この記憶表象が変化することで恐怖の増加・減少が決定されると考えている．恐怖や恐怖症は，以下の処理を経て低減されると考えている．はじめに恐怖関連刺激にさらされることで，意識的にも生理的にも恐怖反応が喚起される．恐怖関連刺激に繰り返しさらされることで生理的な慣化が生じ，恐怖構造の命題に矛盾する反応情報が引き起こされることになる．その結果，恐怖関連刺激情報と反応情報との結びつきが弱まることになり，記憶内の恐怖構造に変容が生じる．それゆえ，それまで恐怖

を喚起していた刺激や状況にさらされたとしても，恐怖反応が生じなくなるのである．このように，情動処理が行われるには，①恐怖関連刺激にさらされることで，言語的にも生理的にも活性化されること，②セッションを通して恐怖反応が次第に低減されること（セッション内慣化），③セッションを反復することで，セッションの初期反応が減少すること（セッション間慣化），が必要であり，これらが情動処理の行われたことを表わす指標となる（Foa & Kozak, 1986）．Jaycox, et al.（1998）はトラウマをイメージで再体験させる治療セッションを行い，セッション１では高い嫌悪感を示すがそれ以降のセッションで徐々に減少するパターンを示すと，治療効果が高いことを示している．この結果は，恐怖の低減において，恐怖構造の活性と慣化の過程が必要であることを示唆するものである．

　Hunt（1998）は，情動処理により不快気分が改善される過程には，慣化が気分に影響する直接過程と，ポジティブな認知的再構成が促進されることで気分に影響する間接過程の２つがあるとして，いずれの過程が優勢に機能しているかを検討した．否定的な感情喚起後の情動処理を，記述された文章をもとに分析した結果，エクスポージャーにより恐怖構造が活性化されると，次第に慣化が生じて心理的苦痛が低減されるという直接過程が優勢であることを示した．

　Foa & Kozak（1986）やRachman（1980）は，情動処理を妨害する要因としてディストラクションをあげている．ディストラクションは，恐怖関連刺激から注意をそらすことで，恐怖関連情報の符号化を抑制し，恐怖構造の活性化を妨害することになる．そのため，情動処理の初期過程が行われなくなり，恐怖低減に結びつかないのである．エクスポージャー中に恐怖関連刺激から視覚的に注意をそらすことで治療効果が遅延することが確認されている（e.g., Mohlman & Zinbarg, 2000）．しかし，血液・注射恐怖症者に単一エクスポージャーセッションを行ったPenfold & Page（1999）は，エクスポージャー中に気をそらすための会話をした患者の示す主観的な恐怖感は，恐怖刺激や思考，生理反応に注意を向けた会話をした患者よりも低いことを報告している．また，Oliver & Page（2003）もディストラクションをした患者の主観的な恐怖感は，刺激に注意を向けた患者よりも低く，フォローアップ時に恐怖の再発（return of fear）を示さないことを報告している．エクスポージャー中にディストラク

ションを行っても治療効果が高いのは，自己効力感（Jones & Menzies, 2000）や制御感（Zvolensky, et al., 1999）といった要因が関係しているからだと考えられる．

　主観的恐怖や生理的覚醒の変化が情動処理の指標とされているが，それらは元来恐怖の指標でもある．そのため，情動処理が行われることで記憶内の恐怖構造が変化したために恐怖が低減したのか，単に慣化により恐怖が低減したのかを区別することはできない．そこで，恐怖構造を直接測定する必要がある．Hunt（1998）やMohlman & Zinbarg（2000）は，恐怖刺激に対する考えなどを自由記述させるという手法を用いて恐怖構造の検討を試みているものの，恐怖に対する防衛により反応が歪められる可能性もある．そのため，恐怖の情報処理を自動処理や統制処理レベルで検討することのできる研究法の開発が必要である．恐怖構造の直接的な測定ができるようになれば，情動処理に関する研究が一気に進展することになるだろう．

5. おわりに

　これまで述べてきたように，特定の恐怖症の発症機序や治療過程に関して十分な理論的解明がなされたとはいえず，残された課題も多い．しかし，近年，認知論や認知情報処理理論を取り入れた検討がなされるようになり，新たな展開を迎えつつある．また，恐怖の低減に関する理論である情動処理も抑うつに応用され，相矛盾する現象を統合的に説明する試みがなされ，知見が蓄積されつつある．これからも精緻な理論化を目指して，検討が進められることを期待したい．

Agras, W. S., Chapin, H. N., & Oliveau, D. C. 1972 The natural history of phobia : Course and prognosis. *Archives of General Psychiatry*, 26, 315-317.

Agras, W. S., Sylvester, D., & Oliveau, D. C. 1969 The Epidemiology of common fears and phobias. *Comprehensive Psychiatry*, 10, 151-156.

Chapman, T. F. 1997 The epidemiology of fears and phobias. In G. C. L. Davey (Ed.), *Phobias : A handbook of theory, research and treatment*. John Wiley, pp. 415-434.

Costello, C. G. 1982 Fears and phobias in women : A community study. *Journal of Abnormal Psychology*, 91, 280-286.

Davey, G. C. L. 1992 Classical conditioning and the acquisition of human fears and phobias : A review and synthesis of the literature. *Advances in Behaviour Research and Therapy*, 14, 29-66.

Davey, G. C. L. 1997 A conditioning model of phobias. In G. C. L. Davey (Ed.), *Phobias : A handbook of theory, research and treatment*. John Wiley, pp. 301-322.

Davey, G. C. L. & Craige, P. 1997 Manipulations of dangerousness judgments to fear-relevant stimuli ; Effects on a priori UCS expectancy and a poststeori covariation assessment. *Behaviour Research and Therapy*, 35, 607-617.

Dawson, M. E., Shell, A. M., & Twedell-Banis, H. T. 1986 Greater resistance to extinction of electrodermanl responses conditioned to potentially phobic CSs : A noncognitive process? *Psychophysiology*, 23, 552-561.

de Jong, P., Merckelbach, H., Koertshuis, G., & Muris, P. 1994 UCS-inflation and acquired fear responses in human conditioning. *Advances in Behaviour Research and Therapy*, 16, 131-165.

Eysenck, H. J. 1979 The conditioning model of neurosis. *Behavioral Brain Science*, 2, 155-199.

Foa, E. B. & Kozak, M. J. 1986 Emotional processing of fear : Exposure to corrective information. *Psychological Bulletin*, 99, 20-35.

Hamm, A. O., Vaitl, D., & Lang, P. J. 1989 Fear conditioning, meaning and belongingness : A selective analysis. *Journal of Abnormal Psychology*, 98, 395-406.

Hosoba, T., Iwanaga, M., & Seiwa, H. 2001 The effects of USC inflation and deflation procedures on 'fear' conditioning. *Behaviour Research and Therapy*, 39, 465-475.

Hunt, M. G. 1998 The only way out is through : Emotional processing and recovery after a depressing life event. *Behaviour Research and Therapy*, 36, 361-384.

Jaycox, L. H., Foa, E. B., & Morral, A. R. 1998 Influence of emotional engagement and habituation on exposure therapy for PTSD. *Journal of Consulting and Clinical Psychology*, 66, 185-192.

Jones, M. K. & Menzies, R. G. 2000 Danger expectancies, self-efficacy and insight in spider phobia. *Behaviour Research and Therapy*, 38, 585-600.

Kirkpatrick, D. R. 1984 Age, gender, and patterns of common intense fears among adults. *Behaviour Research and Therapy*, 22, 141-150.

Kleinknecht, R. A. 1987 Vasovagal syncope and blood/injury fear. *Behaviour Research and Therapy*, 25, 175-178.

Kleinknecht, R. A. & Lenz, J.　1989　Blood/injury fear, fainting and avoidance of medically related situations : A family correspondence study. *Behaviour Research and Therapy*, 27, 537-547.

Kuch, K., Cox, B. J., & Direnfeld, D.　1995　A brief self-rating scale for PTSD after road vehicle accident. *Journal of Anxiety Disorders*, 9, 503-514.

Lang, P. J.　1979　A bio-informational theory of emotional imagery. *Psychophysiology*, 16, 495-512.

Marks, I. M.　1987　*Fears, Phobias and Rituals : Panic, Anxiety, and their Disorders.* Oxford University Press.

Matchett, G. & Davey, G. C. L.　1991　A test of a disease avoidance model of animal phobias. *Behaviour Research and Therapy*, 29, 91-94.

Mayou, R., Bryant, B., & Duthie, R.　1993　Psychiatric consequences of road traffic accidents. *British Medical Journal*, 307, 647-651.

Mayou, R., Simkin, S., & Threlfall, J.　1991　The effects of road traffic accidents on driving behavior. *British Journal of Accident Survey*, 22, 365-378.

Menzies, R. G. & Clarke, J. C.　1993a　A comparison of in vivo and vicarious exposure in the treatment of childhood water phobia. *Behaviour Research and Therapy*, 31, 9-15.

Menzies, R. G. & Clarke, J. C.　1993b　The aetiplogy of childhood water phobia. *Behaviour Research and Therapy*, 31, 499-501.

Miller, L. C., Barrett, C. L., & Hampe, E.　1974　Phobias of childhood in a pre-scientific era. In A. Davids (Ed.), *Child Personality and Psychopathology : Current Topics.* Wiley.

Mineka, S.　1985　Animal models of anxity-based disorders : Their usefulness and limitations. In J. Maser & A. Tuma (Eds.), *Anxiety and the anxiety disorders.* Erlbaum.

Mohlman, J. & Zinbarg, R. E.　2000　What kind of attention is necessary for fear reduction? An emprical test of the emotional processing model. *Behavior Therapy*, 31, 113-133.

Öhman, A.　1986　Face the beast and fear the face : Animal and social fears as the prototypes for evolutionary analyses of emotion. *Psychophysiology*, 23, 123-145.

Öhman, A. & Soares, J. J. F.　1994　"Unconscious anxiety" : Phobic responses to masked stimuli. *Journal of Abnormal Psychology*, 103, 231-240.

Oliver, N. S. & Page, A. C.　2003　Fear reduction during in-vivo exposure to blood injection stimuli : Distraction vs. attentional focusing. *British Journal of Clinical Psychology*, 42, 13-25.

Öst, L.-G.　1987　Age of onset in different phobias. *Journal of Abnormal Psychology*, 96, 223-229.

Öst, L.-G. & Hellström, K. 1997 Blood-Injury-Injection Phobia. In G. C. L. Davey (Ed.), *Phobias : A handbook of theory, research and treatment*. John Wiley & Sons, pp. 63-80.

Öst, L.-G., Sterner, U., & Lindahl, I.-L. 1984 Physiological responses in blood phobics. *Behaviour Research and Therapy*, 22, 109-117.

Page, A. C. 1994 Blood-injury phobia. *Clinical Psycholoy Review*, 14, 443-461.

Penfold, K. & Page, A. C. 1999 The effect of distraction on within-session anxiety reduction during brief in vivo exposure for mild blood-injection fears. *Behavior Therapy*, 30, 607-621.

Rachman, S. 1977 The conditioning theory of fear-acquisition : A critical examination. *Behaviour Research and Therapy*, 15, 375-387.

Rachman, S. 1980 Emotional processing. *Behaviour Research and Therapy*, 18, 51-60.

Rachman, S. 1990 The determinants and treatment of simple phobias. *Advances in Behaviour Research and Therapy*, 12, 1-30.

Seligman, M. E. P. 1971 Phobias and preparedness. *Behavior Therapy*, 2, 307-320.

Tomarken, A. J., Mineka, S., & Cook, M. 1989 Fear-relevant selective associations and co-variation bias. *Journal of Abnormal Psychology*, 98, 381-394.

Tomarken, A. J., Sutton, S. K., & Mineka, S. 1995 Fear-relevant illusory correlations : What types of associations promote judgmental bias? *Journal of Abnormal Psychology*, 104, 312-326.

Zvolensky, M. J., Eifert, G. H., Lejuez, C. W., & McNeil, D. W. 1999 The effects of offset control over 20% carbon-dioxide-enriched air on anxious responding. *Journal of Abnormal Psychology*, 108, 624-632.

コラム 不安障害の心理療法・5

エクスポージャー法

飯倉康郎

　エクスポージャー法は，神経症性不安を生じさせている刺激に直面して不安状況を再体験していくことで，その状況を不安にならずに体験できるようになる過程をもっている治療の方法の総称である．

　歴史的には，Wolpe の系統的脱感作法の研究が現在のエクスポージャー法への基礎となった．系統的脱感作法は，患者が不安に拮抗できるような状態にあるとき，少量の不安を惹起させる状況をイメージによって短い時間体験することをくりかえすことで，その状況に対する不安を軽減する方法である．これは，①深い筋肉弛緩訓練と，②不安刺激のヒエラルキー（階層表）の作成と，③深い筋肉弛緩状態にある患者への不安刺激（ヒエラルキー項目の不安値の低い項目から高い項目）のイメージによる短時間の反復呈示による拮抗条件づけという繊細な手続きで行われていた．その後，神経症性不安は，弛緩反応などの拮抗反応がなくても不安刺激状況に持続的に長時間直面することにより低下することが臨床研究により明らかにされ，1970 年代以降は，以下に述べるようなプロロングドエクスポージャー法が不安障害の行動療法の中心的な技法として用いられるようになった．なお，現在はプロロングドエクスポージャー法のことをエクスポージャー法として説明することが多く，本コラムでも以下同義語として用いることとする．

エクスポージャー法の原理：Habituation（馴化・慣化）

　エクスポージャー法は，不適応的な不安反応を引き起こす刺激に持続的に直面することにより，その不安反応を軽減させる方法である．これは，条件づけられた不安反応はそれを引き起こす刺激に持続的に直面することにより減弱されるという原理に基づくものであり，これを Habituation（馴化・慣化）という．Habituation にはセッションを開始した直後は一時的に不安が上昇するが，持続すると時間とともに不安は減少するという Within-Session Habituation と，セッションを重ねるごとに不安反応の強度も徐々に減弱するという Between-Session Habituation がある．エクスポージャーを行う際に不安反応が減弱していく Habituation の過程

を示すと図のようになる．セッション1（図1）のグラフの変化で見ていくと，エクスポージャー開始とともにSUDの値が上昇し，しばらく高い値が続くが時間とともに下がって0に近づいていく（Within-Session Habituation）．これが，セッション2，セッション3では，全体的なSUDの値がセッションを重ねるごとに下がっていることを示している（Between-Session Habituation）．

エクスポージャー法の進め方

　エクスポージャー法を施行する場合，集中的に強い刺激状況に直面させることもあるが，ほとんどの場合は患者が実行しやすいように，これから直面していく刺激状況を不安の強さの順に並べたヒエラルキー（不安階層表）を作成して，それに応じて比較的弱い刺激状況から強い刺激状況へと段階的に直面させていく方法が用いられている．また，現物や現実の状況へ直面させるエクスポージャー法（*in vivo* exposure）の方が治療効果や効率が高いためによく用いられているが，外傷後ストレス障害（PTSD）や観念が中心である強迫性障害など，*in vivo*のエクスポージャーが困難である場合ではイメージによるエクスポージャー法（例えば，対象となるイメージやシナリオを書いたり読んだり録音して繰り返し聞くことなど）も用いられている．

　エクスポージャー法の進め方としては，基本的には，初めは治療者が強くサポートしながら患者にエクスポージャーの課題を実施してもらい，徐々に患者が主体的に治療を行うように進めていくことが多いが，比較的軽症の場合などでは，患者が症状のしくみや治療の方法を十分に理解できれば，初めから患者のセルフコントロールによるエクスポージャーが行えることも少なくない．最近では，コンピューターや電話のIVR（音声自動応答システム）を用いたエクスポージャーの自己治療プログラムの開発もさかんに行われている．

エクスポージャー法の不安障害への適用

　いろいろな不安障害にエクスポージャー法を適用する際には，それぞれの障害の特徴に応じて他の治療技法と組み合わせて用いられることが多い．強迫性障害には，エクスポージャーと反応妨害法の組み合わせ（すなわち曝露反応妨害法）が，広場恐怖を併発したパニック障害には，回避している外的な状況や身体感覚へのエクスポージャーと認知再構成法と呼吸法などの不安対処法との組み合わせが，PTSDにはイメージによるエクスポージャー法や認知再構成法が，社会恐怖には不安状況へのエクスポージャー法と，認知再構成法，社会スキル訓練の組み合わせが，効果の高い治療プログラムとして提案されている．

コラム5　エクスポージャー法

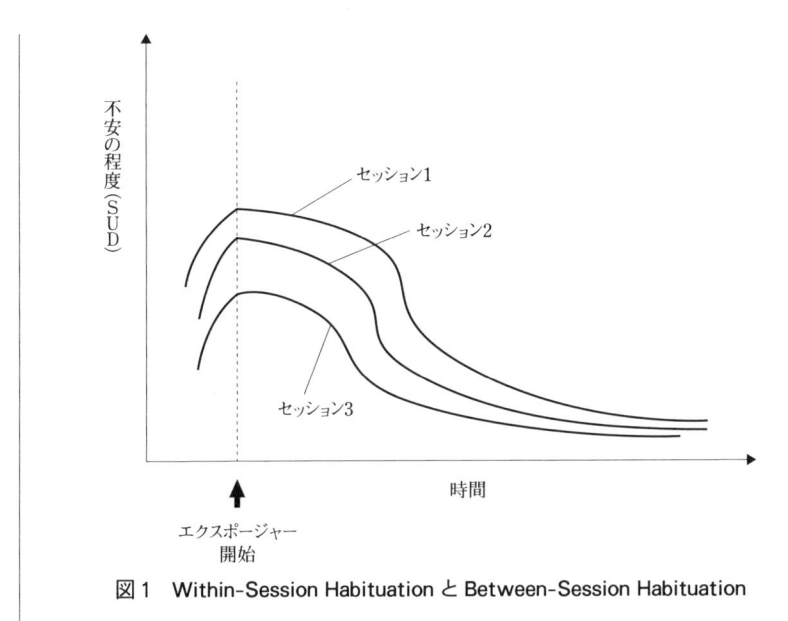

図1　Within-Session Habituation と Between-Session Habituation

コラム 不安障害の心理療法・6

自己開示法

佐藤健二

ペネベーカーらによる欧米での研究と日本における追試・拡張研究

トラウマに関する情動や思考を，発話または筆記によって自己開示することが身体的健康を増進させることが欧米で報告されている．アメリカのPennebakerは，まず，トラウマを経験することによって生じる情動や思考を開示することと身体的健康の増大に相関関係があることを遺族，大学生などを対象とした研究から明らかにした．

次いで，健康な大学生を実験参加者として1日15分間，4日連続で，人生において最もトラウマティックな出来事または些細な出来事について，情動や思考を筆記する実験が実施された．トラウマの開示によって，即時的には生理的覚醒や否定的な感情が増大するが，長期的には健康センター訪問回数の低減，免疫機能の向上，喘息や関節リウマチの症状改善などの効果が示された（Lepore & Smyth, 2002 ; Pennebaker, 1997b）．

その間，1986年から96年までの筆記による開示の効果がSmyth（1998）によってメタ分析されたが，健常者の場合，医師訪問回数や免疫機能などで改善が認められていた．

日本において，佐藤らは欧米では見出されていなかったトラウマをも含めて開示量とトラウマ想起の苦痛度，身体症状経験頻度の相関関係（佐藤・坂野，2000 ; 2001），発話法（大澤ら，2001）および筆記法（平井ら，2001）の効果を検討した．その結果，どちらの方法でも，トラウマを開示した群では健康指標（トラウマ反応の重症度など）における改善が認められるものの，欧米における結果と異なり，統制群においてもトラウマを開示した群と同程度に改善が認められることが示された．

今後の課題：奏効機序の解明

今後の課題としては，奏効機序の解明が挙げられる．心身症患者では効果が得られているが，抑うつやトラウマの重症度が高い場合に効果が現れていない．抑うつ患者においてもPTSD患者においても，否定的事象への注意の偏り，刺激の否定

的解釈およびそれらに影響を与える不適応的信念の存在が仮定されている．こうした認知的処理・内容の「歪み」が著しい場合，従来の開示手続きは，むしろトラウマ反応の増大を引き起こすようである．

一方，健常者においては開示のセッション間で認知語と呼ばれる言葉（「理解した」といった洞察に関連した言葉など）が増大することと身体的健康の増進の間に関連が認められている（Pennebaker, 1997a）．トラウマによって，元来持っていた自己や世界に関する信念に反する不適応的な信念が生じる．しかし，開示によって，不適応的な信念と相容れない事実や視点が発見され，受容しやすい適応的な信念が形成され，自己や世界に対する理解が促進し，自己や世界への評価が変化する（認知的再評価）と考えられる．上記の抑うつやPTSDにおける開示の無効性と認知的再評価の知見を併せると，認知的再評価を促進させるよう手続きが構造化された開示（構造化開示）が健康増進にとって有望な開示であろう．現在，国内外でこのアイデアが検討され始めている（例えば，山本・佐藤，2005）．

平井麻紀・佐藤健二・大澤香織・坂野雄二　2001　筆記によって外傷体験を開示することが精神的健康に及ぼす効果：2週間フォローアップスタディ．臨床死生学年報（大阪大学大学院人間科学研究科　臨床死生学研究分野紀要），6, 46-53.

Lepore, S. J. & Smyth, J. M.　2002　*The writing cure: How expressive writing promotes health and emotional well-being.* American Psychological Association.（レポーレ，S. J. & スミス，J. M.（編）2004　余語真夫・佐藤健二・河野和明・大平英樹・湯川進太郎（監訳），筆記療法：トラウマやストレスの筆記による心身健康の増進．北大路書房．）

大澤香織・佐藤健二・平井麻紀・坂野雄二　2001　発話によって外傷体験を開示することが心身の健康に及ぼす効果(2)：他者想定法による長期的効果および認知的変化の検討．日本心理学会第65回大会発表論文集，53.

Pennebaker, J. W.　1997a　Writing about emotional experiences as a therapeutic process. *Psychological Science*, 8, 162-166.

Pennebaker, J. W.　1997b　*Opening up: The healing power of expressing emotions.* Guilford（ペネベーカー，J. W.　2000　余語真夫（監訳），オープニングアップ：秘密の告白と心身の健康．北大路書房．）

佐藤健二・坂野雄二　2000　外傷体験の開示と外傷体験による苦痛の変化の関連．カウンセリング研究，33, 189-195.

佐藤健二・坂野雄二　2001　外傷体験の開示と外傷体験による苦痛の変化および身体徴候の関連．カウンセリング研究，34, 1-8.

Smyth, J. M. 1998 Writeen emotional expression : Effect sizes, outcome types, and moderating variables. *Journal of Consulting and Clinical Psychology*, 66, 174-184.

山本恭義・佐藤健二 2005 外傷体験の構造化開示が心身の健康に及ぼす影響. 日本カウンセリング学会第38回大会発表論文集, 189-190.

コラム 不安障害の心理療法・7

バーチャルリアリティ療法

宮野秀市

　近年,様々な精神疾患の治療にバーチャルリアリティ(Virtual Reality; VR)の技術を利用する試みが始められている.その中でも特に,VR を用いてエクスポージャーを行う VR エクスポージャーの研究が盛んで,多くの症例や実験の報告がある.

　エクスポージャーとは,望ましくない恐怖反応を引き起こしている恐怖刺激に恐怖が十分低減するまでクライエントを曝す治療的手続きで,現実場面で恐怖刺激に曝露する場合を *in vivo*(現実)エクスポージャー,イメージした恐怖刺激に曝露する場合をイメージエクスポージャーという.エクスポージャーは特定の恐怖症,社会恐怖,強迫性障害,広場恐怖を伴うパニック障害など,様々な不安障害の治療に効果があることが認められている.しかしながら,*in vivo* でもイメージでもエクスポージャーを行えない場合がある.例えば,飛行恐怖の場合,治療者とクライエントが実際に飛行場へ行き,飛行機に搭乗するといった *in vivo* エクスポージャーは,通常のカウンセリングの形態から考えると時間的・コスト的な問題から実施が困難である.また,クライエントのイメージ能力が乏しい場合には,イメージエクスポージャーも適用できない.

　そのような場合には VR エクスポージャーが有効である.VR エクスポージャーでは,仮想環境という人工的に構築された環境の中でエクスポージャーを行う.VR エクスポージャーによる治療研究を概観すると(宮野・坂野,2002),頭部搭載型ディスプレイ(Head Mounted Display; HMD)にコンピュータグラフィックス(Computer Graphics; CG)を出力して恐怖刺激を呈示することが共通している.HMD の向きは位置センサーで常にトラッキングされており,装着者の頭の動きに連動して CG がリアルタイムに描画される仕組みになっている.また,必要に応じて,映像に加えて音声や振動刺激も呈示される.そのため,HMD 装着者は CG の仮想環境の中を自由に見回すことができ,その中に自分が存在しているかのような体感を得ることができる.

　VR が既存のメディアと大きく違うところは,そうした臨場感であるといわれて

いる．これまで行われてきたエクスポージャーの治療研究のなかにも，*in vivo* エクスポージャーの実施が困難な場合には，映像や音響などの呈示装置を使って人工的な恐怖刺激を呈示した例はある．例えば，雷恐怖の治療では，ライトの光やカセットテープの音声を使って，雷光と雷鳴をシミュレートしたエクスポージャーで治療が成功したという報告がある．VRを「みかけや形は原物そのものではないが，本質的あるいは効果としては現実であり原物であること」（舘，2000）と捉えるなら，このような刺激呈示装置を使ったエクスポージャーも，あるいはVRエクスポージャーと呼ぶことができるかもしれない．しかしながら，臨場感という観点から見ると，HMDにインタラクティブCGを呈示するVRエクスポージャーは，まるで恐れている状況にいるかのような高い臨場感を伴った恐怖刺激を呈示することができ，従来のエクスポージャーとは違った新しいエクスポージャーであるといえよう．

これまでの研究から，VRエクスポージャーは高所恐怖（例えば，Hodges, et al., 1995）や飛行恐怖（例えば，Rothbaum, et al., 2000）を中心とした特定の恐怖症の治療に有効であることが示されている．また，クモ恐怖や閉所恐怖への適用例もある．その他の不安障害，例えば，パニック障害，PTSDや社会恐怖の治療に効果があったとする報告もある．このように，VRエクスポージャーは，従来のエクスポージャーが実施困難な場合でも適用できる新しい刺激呈示方法として期待されている．

ところで，VRエクスポージャーを受けているクライエントは，特に指示されていないにもかかわらず，治療期間中に日常生活の中でも自ら進んで *in vivo* エクスポージャーを行う傾向があることから，VRエクスポージャーはクライエントの自助を促し，セルフエクスポージャーへの橋渡しとしても機能することが示唆されている．さらに，治療者が恐怖刺激を自由にコントロールできるというVRエクスポージャーの特性を生かすことによって，どの刺激が恐怖反応を引き起こすかを特定し，現実場面以上に治療効果のある恐怖刺激を作成することも可能であるという指摘もある．つまり，VRエクスポージャーには *in vivo* エクスポージャーやイメージエクスポージャーの単なる代用ではなく，それ以上の治療効果を持つ可能性もある．

VRエクスポージャーの治療研究は始まったばかりで，現状では，体系的な研究が行われているとは言いがたい．より効果的なVRエクスポージャーを行うために今後の研究の指針となるような理論的な枠組みが望まれる．例えば，VRエクスポージャーが成功するためには，仮想環境に呈示された恐怖刺激が恐怖反応を引き起こすことが必要であり，そのためにはクライエントが仮想環境に高い臨場感を感じ

ることが重要であるといわれている (Rothbaum, et al., 1996). しかしながら, 仮想環境の臨場感と治療効果の関係についての実証研究はほとんどなされておらず, 今後の検討に期待したい. VR エクスポージャーは, 臨床心理学と VR に関わる研究領域であり, 効果的でコストエフェクティブな VR エクスポージャーを開発するためには, 更なる実証的かつ学際的な研究が必要である.

Hodges, L. F., Rothbaum, B. O., Kooper, R., Opdyke, D., Meyer, T. C., de Graaff, J. J., Williford, J. S., & North, M. M. 1995 Virtual environments for treating the fear of heights. *Computer*, 28(7), 27-34.

宮野秀市・坂野雄二 2002 VR を利用したエクスポージャー療法の展望. 日本バーチャルリアリティ学会論文誌, 7(4), 575-582.

Rothbaum, B. O., Hodges, L. F., Smith, S., Lee, J. H., & Price, L. 2000 A controlled study of virtual reality exposure therapy for the fear of flying. *Journal of Consulting and Clinical Psychology*, 68, 1020-1026.

Rothbaum, B. O., Hodges, L. F., Watson, B. A., Kessler, G. D., & Opdyke, D. 1996 Virtual reality exposure therapy in the treatment of fear of flying : A case report. *Behaviour Research and Therapy*, 34, 477-481.

舘 暲 2000 バーチャルリアリティの基礎刊行にあたって. 舘 暲 (監修・編), バーチャルリアリティの基礎1 人工現実感の基礎:臨場感・現実感・存在感の本質を探る. 培風館.

第7章

子どもの不安障害

石川信一

はじめに

近年,日本において不安障害という言葉を耳にするようになったが,それらはあくまで成人のクライエントの問題を指していることがほとんどである.若年層に対して不安障害の問題が論じられることはほとんどない.そこで,本章では児童の不安障害における欧米の治療研究をまとめ,その後,日本で行われている研究動向について紹介したい.

1. 児童の不安障害の概念と有病率

1.1 児童の不安障害の診断

児童の不安障害の診断基準に関しては一般的に American Psychiatric Association (APA) の発行する DSM シリーズが用いられており,その最新版である DSM-IV-TR (2000) においては,基本的に成人の診断基準がそのまま使用されている.しかしながら,児童の場合は,注意書きが多くなされており,成人とは異なる特徴も持つと考えられる.アメリカ児童青年精神医学会 (AACAP, 1997) は,①全般性不安障害(過剰不安障害),②社会恐怖,③分離不安障害,④パニック障害,⑤特定の恐怖症,⑥強迫性障害,⑦外傷後ストレス障害 (PTSD),を児童の不安障害として取り上げている.また,児童の場合,それぞれの不安障害ごとに症状を捉えるという考え方とともに,不安障害全体として問題を捉える必要もある.なぜならば,児童の場合,不安症状の合併,併発の問題を考慮せざるをえないからである (Kendall, et al., 2000 ; Schniering, et al., 2000). Schniering, et al. (2000) は,レビューの中で,特に分離不安障害,社会恐怖,全般性不安障害(過剰不安障害)の3つは鑑別すること

が困難であると指摘している．

1.2 児童の不安障害の有病率

児童の不安障害の有病率に関しては様々な疫学調査が実施されている（表1）．その中で，児童期における不安障害全体の有病率は10%弱であるとされている（石川・坂野，2004b）．児童期においては，分離不安障害，全般性不安障害といった障害は有病率が高く，特定の恐怖，社会恐怖はより年長のサンプルに多くみられる．また表1から，強迫性障害，パニック障害は他の不安障害に比べて有病率が低いことがわかる．AACAP（1997）によると，専門的な介入を受けていない児童の中に不安障害の児童が多くいると報告されている．さらに，表1の疫学調査のうち，Bernstein（1991）とLast, et al.（1992）を除くと，全ての調査が一般サンプルを対象としている．つまり，専門的な介入を受けてはいないが，一般児童の中で不安障害に類似した症状を示す児童は多いと考えられる．一方，通院患者を対象とした調査においても，不安障害と診断される児童は多いことから，児童の不安障害は最も有病率の高い問題のひとつであると言えよう．

2. 児童の不安障害に対する治療法

2.1 実証された心理療法

児童の不安障害に対する治療法は，主に心理社会的治療と薬物療法が行われている（Labellarte, et al., 1999）．しかし，児童の不安障害に対する薬物療法における有効性は強迫性障害を除き，確立されているとは言い難い（Compton et al., 2002；Labellarte et al., 1999）．一方，心理社会的治療においては，Chambless & Ollendick（2001）とOllendick & King（2000）により，児童に対する心理療法の有効性に関する評価の基準が示されている．それによると，恐怖症，不安，強迫性障害など，不安に関わる問題に対しては行動療法，もしくは認知行動療法が有効であることが示されている（表2）．つまり，成人の治療法ほど十分に確立されていないとはいえ，これまでの児童の不安障害に対する治療法として，有効性が示されているものは認知行動的な治療法のみであるといえる．

表1 児童の不安障害の有病率

著者	不安障害全体	分離不安障害	全般性不安障害/過剰不安障害*	社会恐怖	特定の恐怖	パニック障害	強迫性障害
Anderson, et al. (1987)	約10%	3.5%	2.9%	0.9%	2.4%	—	—
Costello (1989)	8.9%	4.1%	4.6%	—	9.2%	1.0%	—
Kashani & Orvaschel (1988)	8.7%	0.7%	7.3%	—	4.6%	—	—
Fergusson, et al. (1993)	10.8%	0.5%	6.3%	1.7%	5.1%	—	—
Bowen, et al. (1990)	—	3.6%	2.4%	—	—	—	—
Valleni-Basile, et al. (1994)	—	—	—	—	—	—	3.0%
Bernstein (1991)	—	22.3%	8.5%	—	—	0.8%	—
Last, et al. (1992)	—	27.1%	13.3%	14.9%	19.7%	9.6%	6.9%

(石川・坂野, 2004b)

*診断基準がDSM-IIII-Rによる場合

表2 児童における有効性が実証された治療法

疾患名	十分に確立された治療法	おそらく効果がある治療法
抑うつ	なし	行動的自己コントロール療法 認知行動的コーピングスキル訓練
不安	なし	認知行動療法 認知行動療法＋家庭における不安マネジメント
強迫性障害	なし	曝露反応妨害法
恐怖症	段階的エクスポージャー 参加モデリング 強化練習	イメージ脱感作法 現実脱感作法 現実モデリング 映像モデリング 認知行動療法
遺尿症	行動変容法	
遺糞症	行動変容法	
注意欠陥多動性障害	行動的親訓練 学校における行動変容法	認知行動療法
自閉症	なし	随伴性マネジメント
反抗挑戦性障害および行為障害	行動的親訓練 機能的家族療法 マルチシステミック療法 ビデオテープモデリング	怒りコントロール訓練＋ストレス免疫訓練 怒りコーピング療法 主張性訓練 認知行動療法 非予防プログラム 親子関係療法 問題解決スキル訓練 論理療法 タイムアウト＋シグナルシート法

(Chambless & Ollendick, 2001 ; Ollendick & King, 2000)

2.2 児童の不安障害に対する認知行動療法

これまで行われた児童の不安障害に対する認知行動療法のコントロールスタディ（統制研究）のうち代表的な研究を表3に示す．児童期の不安障害に対する認知行動療法として，無作為割りつけ比較試験（RCT）によって，初めてその有効性を示したのはKendall（1994）による研究である．治療の結果，介入群は，統制群と比べて不安指標，不安に関連した認知が有意に改善したことが報告されている．同様に，Kendall, et al.（1997）においても，児童の不安障害に対する認知行動療法の有効性が再確認されている．Flannery-Schroed-

表3 主な児童に対する認知行動療法のRCT研究

	著名	年	対象者とデザイン	年齢	診断	診断基準	マニュアル	治療状況	治療形態	回数	家族や親の参加	結果
1	Barrett	1998	GCBT=23vs. GCBT+FAM=17vs. WLC=20	7-14	OAD SAD SoP	DSM-III-R	コーピングコアラ	大学付属のクリニック	集団	12	○	GCBT, GCBT+FAM＞WLC GCBT+FAM＞GCBT 終結時12ヵ月
2	Barrett, et al.	1996	CBT=28vs. CBT+FAM=25vs. WLC=23	7-14	SAD SoP	DSM-III-R	コーピングコアラ	大学付属のクリニック	個別	12	○	CBT+FAM＞CBT＞WLC CBT+FAM=CBT 終結時6ヵ月
3	Barrett, et al.	2001	CBT=31vs. CBT+FAM=21	13-21	OAD SAD SoP	DSM-III	コーピングコアラ	大学付属のクリニック	個別	12	○	CBT+FAM＞CBT＞WLC 12ヵ月
4	Dadds, et al.	1999	GCBT=52vs. NTC=56	7-14 同じ対象者の追跡研究	GAD SAD SP SoP	DSM-IV	コーピングコアラ	学校	集団	10	○	GCBT＞NTC 6(5～7)年
5	Dadds, et al.	1997	GCBT=61vs. NTC=67		GAD SAD SP SoP	DSM-IV	コーピングコアラ	学校	集団	10	○	GCBT＞NTC
6	Flannery-Schroeder & Kendall	2000	ICBT=13vs. GCBT=12vs. WLC=12	8-14	GAD SAD SoP	DSM-IV	コーピングキャット	通常のクリニック	個別 集団	18	○	ICBT, GCBT＞WLC
7	Kendall, P. C.	1994	CBT=27vs. WLC=20	9-13	OAD SAD AvD	DSM-III-R	コーピングキャット	大学付属のクリニック	個別	17 (16-20)	×	CBT＞WLC
8	Kendall, et al.	1997	CBT=60vs. WLC=34	9-13	OAD SAD AvD	DSM-III-R	コーピングキャット	大学付属のクリニック	個別	18 (16-20)	×	CBT＞WLC
9	Mendlowitz, et al.	1999	CBT−CP=18vs. CBT−C=23vs. CBT−P=21vs. WLC=40	7-12	不安障害	DSM-IV	コーピングベアー	通常のクリニック	集団	12	一部	CBT−CP, CBT−C, CBT−P=効果有
10	Shortt, et al.	2001	CBT+FAM=54vs. WLC=17	6-10	GAD SAD SoP	DSM-IV	FRIENDS	大学付属のクリニック	集団	10	○	CBT+FAM＞WLC
11	Silverman, Kurtines, Ginsburg, Weems, Lumpkin, et al.	1999	GCBT=25vs. WLC=16	6-16	SoP OAD GAD	DSM-III-R	オリジナル	大学付属のクリニック	集団	特定不能	○	GCBT＞WLC
12	Silverman, Kurtines, Ginsburg, Weems, Rabian, et al.	1999	SC=41vs. CM=40vs. ES=23	6-16	SP	DSM-III-R	オリジナル	大学付属のクリニック	個別	10	○	SC＞CM, ES

注：AvD：回避性障害、CBT：CBT-C：児童のみに対する認知行動療法、CBT-CP：親と子どもに対する認知行動療法、CBT-P：親のみに対する認知行動療法、CM：エクスポージャー＋随伴性マネジメント、ES：特性的な教育サポートコントロール、FAM：家族への不安マネジメント、GAD：全般性不安障害、GCBT：集団認知行動療法、ICBT：個別認知行動療法、NTC：治療を行わないコントロール、OAD：過剰不安障害、SAD：分離不安障害、SC：エクスポージャー＋セルフコントロール、SoP：社会恐怖、SP：特定の恐怖、WLC：ウェイティング・リスト・コントロール

er & Kendall (2000) は，個別と集団の認知行動療法が，ともに，統制群に比べ治療効果がみられることを示している．集団認知行動療法の中でも，早期介入効果について検討したのが，Dadds, et al. (1997) および，Dadds, et al. (1999) の研究である．同様に，Shortt, et al. (2001) は，不安，うつに焦点を当てた予防プログラムである FRIENDS プログラムを用いて，大規模な学校ベースの予防研究を行い，長期的な治療効果を実証している．

また，親が治療に参加する治療プログラムの効果研究もいくつかなされている．Barrett, et al. (1996) は親を加えた治療の有効性の検討を行い，認知行動療法群，それに家族への介入を加えた群の2つの治療群は統制群より，不安症状の得点が改善していることを確認している．さらに，Barrett, et al. (2001) において，長期的な治療効果も確認されている．Barrett (1998) では，集団認知行動療法と，集団認知行動療法に家族への介入を組み合わせた治療との比較を行い，12カ月のフォローアップ時においては，家族を加えた治療法の方が有効であることを示している．Mendlowitz, et al. (1999) においても親を含めた認知行動療法の実践研究が行われている．

以上のように，児童の不安障害は複数の RCT によってその有効性が示されている．さらに，個別治療，集団治療，親を含む治療，学校ベースなどの治療フォーマットが異なる場合においても，認知行動療法の有効性が実証されている．ここでは紹介しなかったが，さまざまな症状に特化した認知行動療法の治療効果も確認されている（たとえば，社会恐怖に特化した治療として，Beidel, et al. (2000) がある）．以上のことをまとめると，他の治療法が確立されていない現時点においては，児童の不安障害に対しては認知行動療法による治療を行うべきであると結論づけることができる．

3. 日本における児童の不安障害の研究動向

3.1 不安症状を示す児童の特徴的な行動

以上のように，児童の不安障害は欧米諸国では，有病率の高い問題として取り上げられているにもかかわらず，日本においては現象の記述に終始している報告が多く，実証に基づく臨床心理学の立場に立つ児童の不安障害に関する研

第7章 子どもの不安障害

究は皆無であると言っても過言ではない．この原因として不安症状を示す児童の行動的な特徴が関連している可能性がある．

欧米の先行研究では，不安症状を示す児童の行動的特徴として，教師や親から見て望ましい行動と引っ込み思案行動の2つが挙げられている（Muris, et al., 1999 ; Muris, et al., 2001）．引っ込み思案行動は欧米では問題になることはあっても，日本で問題となることは少ない．つまり，これらの2つの行動を示す児童は，問題視されない可能性が高い．このことが不安症状を持つ児童が見逃されてきた原因のひとつではないだろうか．そこで，石川・坂野（2005a）は，小学校4年生から6年生の児童273名を対象に，不安症状を示す児童が示す行動パターンについてのアナログ研究を行った．対象となった児童は，スペンス児童用不安尺度（SCAS；石川・佐藤ら，2005）に回答し，担任教師が自分のクラスのそれぞれの児童が示す社会的スキルについて評定を行った．児童用社会的スキル尺度のクラスター分析の結果，児童の行動的特徴は，図1の右の欄に示した5つのクラスターに分類できることが分かった．そして，分散分析の結果，「心配」や「パニック傾向」の症状において，「規律遵守行動群」の児童は「問題行動群」の児童，「引っ込み思案行動群」の児童よりも不安症状を多

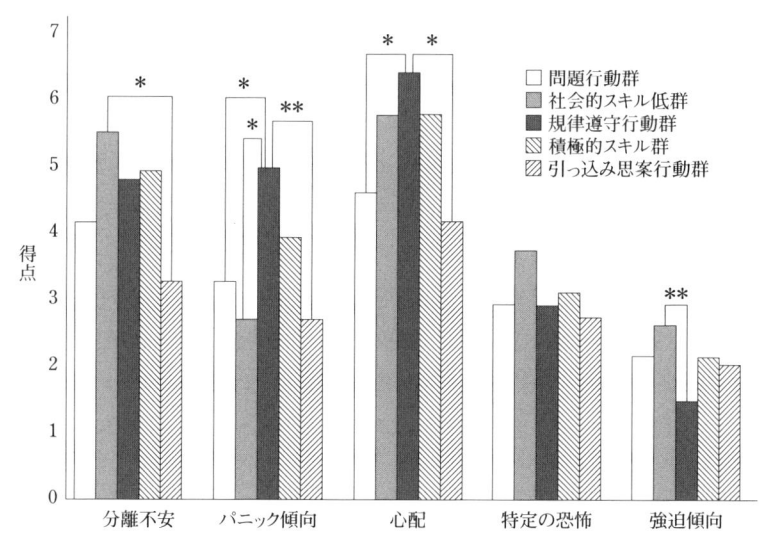

図1 クラスターを要因とする分散分析結果 $*p<.05$, $**p<.01$．（石川・坂野，2005a）

く示すことが明らかにされた（図1）．つまり，日本の児童においても，決まりや約束を守ることが多く，決められたルールを破ることが少ない児童の中に，不安症状を示す児童がいると考えられる．

　成人と異なり，児童の場合，自分の心理的な問題について自ら訴えることはあまりなく，親や教師がその子の問題に気づいて専門機関への受診を促すことになる．そのため，周りの大人が気づくか否かといった点が問題の早期発見に重要な役割を果たすと言えるだろう．当然，親や教師から見て望ましい行動を示す児童は，問題であると認識されることは少なく，問題の発見が遅れる．つまり，日常生活レベルの観察では，教師や親の視点から，不安症状を示す児童を発見することは容易ではない．しかしながら，石川・大田ら（2003）によると，問題行動を示さなくても，不安症状を示す児童は主観的に学校不適応を感じていることが明らかにされており，不安症状を示す児童の早期発見・治療が必要となる．そのためには，スクールカウンセラーなどの専門家が，ここで紹介したSCASなどの児童の不安症状を測定できる尺度を用いてアセスメントを行う必要がある．

　一方で，石川・坂野（2005a）では，Muris, et al.（1999）とMuris et al.（2001）で示された，不安症状と引っ込み思案行動との関連はみられなかった．Muris, et al.（1999）とMuris, et al.（2001）では，「引っ込み思案行動」について児童自身に回答を求める自己評定を用いているのに対して，石川・坂野（2005a）では教師評定にて調査を実施している．つまり，不安症状を示す児童は自己評定においては引っ込み思案だと判断するが，教師評定においては引っ込み思案的な特徴を示さない可能性がある．そこで，石川・坂野（2003a）では，小学校4～6年生353名を対象に，不安症状と自己評定の社会的スキルの関連についての調査を実施した．重回帰分析の結果，「向社会的スキル」と「引っ込み思案行動」が不安症状と関連があることが示された（表4）．したがって，自己評定においては，引っ込み思案行動と不安症状の関連が認められたといえる．他人からは引っ込み思案ではないと判断されているにもかかわらず，自らを引っ込み思案だと考えているという自己と他者の評価の不一致には，不安症状を示す児童に特徴的な考え方の歪みが関連している可能性が示されている（Cartwright-Hatton, et al., 2005 ; 石川・坂野, 2004a）．

第7章 子どもの不安障害

表4 社会的スキルから不安症状への重回帰分析結果

(サンプル数=353)	分離不安		パニック傾向		心配		特定の恐怖		強迫傾向		合計点	
$R(R^2)$	.22	(.05)	.21	(.04)	.28	(.08)	.09	(.01)	.19	(.03)	.25	(.06)
向社会的スキル	.13	*	.04		.12	*	−.02		.14	**	.11	*
	(.14)	*	(.03)		(.13)	*	(−.02)		(.14)	*	(.11)	*
引っ込み思案行動	.17	**	.17	**	.25	**	.08		.09		.21	**
	(.17)	**	(.19)	**	(.25)	**	(.08)		(.11)	*	(.22)	**
攻撃行動	−.01		.08		−.03		.02		.07		.03	
	(.02)		(.12)	**	(.02)		(.04)		(.08)		(.07)	

数値は標準偏回帰係数, カッコ内は単相関. *$p<.05$, **$p<.01$.

(石川・坂野, 2003a)

3.2 児童の認知と不安症状の関連

上述したように,不安症状を持つ児童は,特徴的な考え方を持つとされている.表2に示した治療法の多くは,行動的な介入に加え,不安に関連した認知への介入が中心要素として組み込まれている.実際の場面で行うエクスポージャーにおいても,「やってみたらできた」という体験を積ませることを目標としており,より認知的な変容に重点を置いている.以上のことから,児童の不安障害の治療において,その認知的特徴を扱うことは有益であると言える.

回避行動などの行動的な反応と異なり,言語的な反応を介して行われる認知的な反応を測定する場合,言語体系の違いから,欧米諸国のものをそのまま流用することは難しいと考えられる.そこで,石川・坂野(2003b)では,不安場面で特徴的に見られる認知の誤りを測定できる児童用認知の誤り尺度(Children's Cognitive Error Scale ; CCES)を作成した.認知の誤りとは体系的な推論の誤りのことであり,児童においては「破滅的な思考」「過度の一般化」「個人化」「選択的な抽出化」の4つの誤りが存在する.CCESでは場面をどのように解釈するかという形式を用いて,認知の誤りを測定している.分析の結果,CCESは1因子20項目であることが示され,信頼性と妥当性が確認されてい

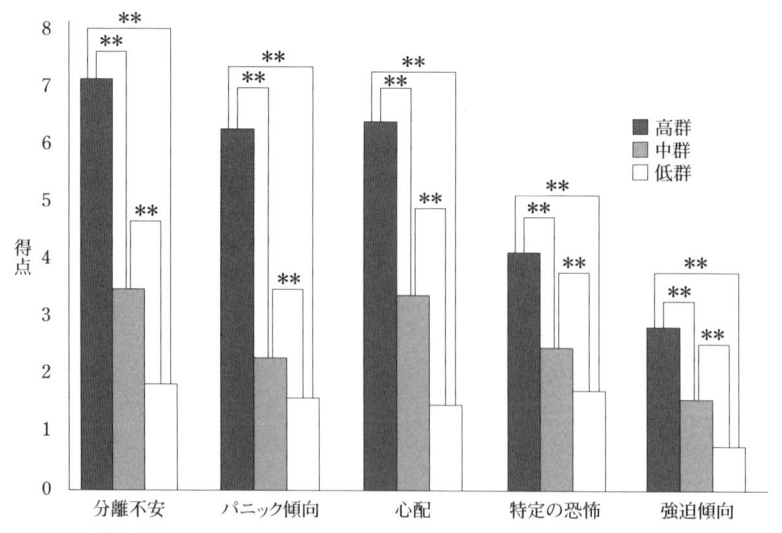

図2 認知の誤り得点を要因とする分散分析結果 $**p<.01$. (石川・坂野,2003c)

る（石川・坂野, 2003b）. そして, 図2に示すように, 認知の誤りを多く示す児童は, 不安症状の得点が有意に高いことが示された（石川・坂野, 2003c）. 以上のことから, 児童の不安症状には認知の誤りが関連していることが分かった.

一方, 児童の認知には自己陳述という, 不安な場面に遭遇したときに, ある個人の中に「自然に」浮かんでくる考えも存在する. そこで, 石川・坂野（2005b）では, 小学校4〜6年生693名を対象に, 児童用自己陳述尺度（Children's Self-Statement Scale；CSSS）を作成し, その信頼性と妥当性を確認した. その結果, 児童のCSSSは「ポジティブ自己陳述」と「ネガティブ自己陳述」の2因子40項目であることが明らかにされた. さらに, 小学校4〜6年生546名を対象に自己陳述と不安症状の関連を検討した結果, 不安症状と関連が強くみられるのは「ネガティブ自己陳述」であり（表5）, 「ネガティブ自己陳述」を多く示す児童は, 不安症状の得点も高いことが示された. 以上の研究から, 児童の不安症状には, ネガティブな自己陳述が関連していることが明らかにされた.

認知の誤りと自己陳述が児童の不安症状に影響を及ぼすことは示されたが, これまでの研究で検討されてきた認知変数が, それぞれ不安症状にどのように影響を及ぼすかについては検討されていない. そこで, 石川・坂野（2005d）は, 成人によって行われている不安障害の認知行動モデルを参考に, 児童の不安障害における症状維持モデル（以下；児童期不安障害の認知行動モデル）について検討を行った. 小学校4〜6年生550名のデータについて, 共分散構造分析を用いて解析した結果, 図3のモデルの妥当性が確認された. 図3のモデルから, 「認知の誤り」は「ネガティブ自己陳述」に強く影響しており, 「ネガティブ自己陳述」は「不安障害傾向」へ強い影響を示していることがわかった. そして, 「不安障害傾向」は各症状へ大きな影響を与えていることがわかった.

以上のように, 児童の不安症状には認知変数が関連しており, 不適応な認知を変容することが不安症状の改善につながることが示唆された. ここで紹介された, CCESとCSSSは, 児童の不適応な認知のアセスメントに有益な尺度である. 不適応な自動思考や推論の誤りへの介入は, クライエント自身の言葉を扱った方がより効果的であると考えられるが, 児童を対象とした場合, いきなり不適応な認知を同定することは難しいことが多い. そのような場合, CCES

表5 自己陳述から不安症状への重回帰分析結果

(サンプル数＝546)

	分離不安		パニック傾向		心配		特定の恐怖		強迫傾向		合計点	
$R(R^2)$	.49	(.24)	.55	(.30)	.69	(.47)	.37	(.14)	.46	(.21)	.69	(.48)
I. ポジティブ自己陳述	.12 **		−.10 **		−.02		.00		.05		.01	
	(.25) **		(.07)		(.19) **		(.11) **		(.18) **		(.22) **	
II. ネガティブ自己陳述	.45 **		.57 **		.69 **		.37 **		.44 **		.69 **	
	(.48) **		(.54) **		(.69) **		(.37) **		(.46) **		(.69) **	

数値は標準偏回帰係数，カッコ内は単相関．*p＜.05, **p＜.01．

(石川・坂野, 2005b)

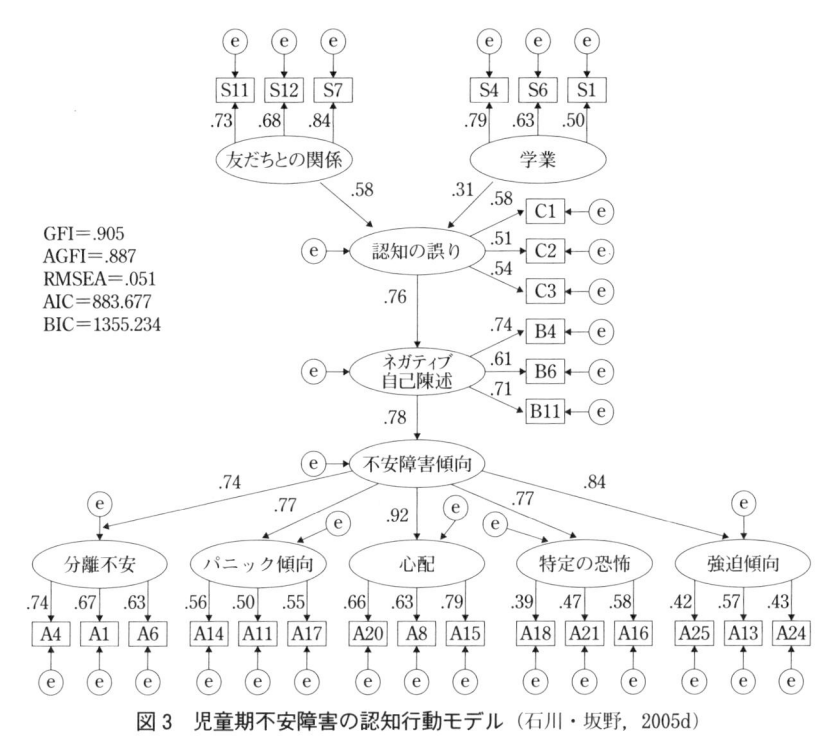

図3 児童期不安障害の認知行動モデル（石川・坂野，2005d）

やCSSSを実施してみて，そこで抽出された項目について治療者とクライエントが話し合うといった方法が考えられる．また，児童期不安障害の認知行動モデルの妥当性が確認されたことから，ストレッサーを変容しなくても，児童の不安症状の改善が促される可能性が示されたといえる．例えば，「友だちとの関係」でストレッサーを経験している児童に対する介入であっても，対象となる児童の友人に常時アプローチできるとは限らない．図3から，これらストレッサーを変容することを目的としなくとも，それらの捉え方といった認知的な変数を操作することで，不安症状の改善が期待できる．さらに，児童期不安障害の認知行動モデルによって，認知の誤り，ネガティブな自己陳述という不安症状に直接関連する要因が特定された．これらの知見により，より治療要素の焦点を絞ったプログラムの開発が可能となる．表3に示した認知行動的な治療パッケージの多くは，治療要素が膨大になる傾向があり，治療期間も長くなりがちである．日本において，不安症状を示す児童に実施することを考えると，

これらのプログラムのセッション数の長さは実施の妨げとなる可能性がある．したがって，認知の誤り，ネガティブ自己陳述といった認知変数にターゲットを当てた簡便な治療プログラムが，実際的には有用であると言える．

4. 今後の課題

最後に今後の課題について述べる．まず，日本の現状として，児童の不安の問題に対して焦点が当てられていないという問題が挙げられる．実証に基づく臨床心理学の立場からの児童の不安障害に関する研究は遅れており，あらゆる領域での研究の推進が必要とされるが，まずは，不安に苦しんでいる児童の存在を見過ごさないことが重要である．その解決策として，適切なアセスメントツールを開発する必要がある．日本において児童の不安症状をアセスメントできる尺度は，日本語版スペンス児童用不安尺度（SCAS：石川・佐藤ら，2005）のみである．今後は，半構造化面接を含めたさまざまなアセスメントツールの開発が必要不可欠である．また，最も大きな課題として，治療効果検討の必要性が挙げられる．欧米においては，児童の不安障害に焦点を当てたRCTが多く実践されており，その中でも認知行動療法はその有効性が示されている．さらに，集団認知行動療法，大規模な予防介入，家族を含む認知行動療法などさまざまな治療形態においてその有効性が示されている．日本においては，本章で紹介した基礎的なアナログ研究が中心であり，臨床実践研究は石川・坂野（2005c）によるパイロットスタディがあるだけである．今後は，適切な実験デザインを用いて，治療の有効性を検討する効果研究を行うことが必要不可欠である．

American Academy of Child and Adolescent Psychiatry 1997 Practice parameters for the assessment and treatment of children and adolescents with anxiety disorder. *Journal of the American Academy of Child and Adolescent Psychiatry*, 36, 69-84.

Anderson, J. C., Williams, S., McGee, R., & Silva, R. 1987 DSM-III disorders in preadolescent children: Prevalence in a large sample from the general population. *Archives of General Psychiatry*, 44, 69-76.

Barrett, P. M. 1998 Evaluation of cognitive-behavioral group treatments for childhood anxiety disorders. *Journal of Clinical Child Psychology*, 27, 459-468.

Barrett, P. M., Dadds, M. R., & Rapee, R. M. 1996 Family Treatment of childhood anxiety : A controlled trial. *Journal of Consulting and Clinical Psychology*, 64, 333-342.

Barrett, P. M., Duffy, A. L., Dadds, M. R., & Rapee, R. M. 2001 Cognitive-behavioral treatment of anxiety disorders in children : Long-term (6-year) Follow-up. *Journal of Consulting and Clinical Psychology*, 69, 135-141.

Beidel, D. C., Turner, S. M., & Morris, T. L. 2000 Behavioral treatment of childhood social phobia. *Journal of Consulting and Clinical Psychology*, 68, 1072-1080.

Bernstein, G. A. 1991 Comorbidity and severity of anxiety and depressive disorders in a clinic samples. *Journal of the American Academy of Child and Adolescent Psychiatry*, 30, 43-50.

Bowen, R. C., Offord, D. R., & Boyle, M. H. 1990 The prevalence of overanxious disorder and separation anxiety disorder : Results from the Ontario child health study. *Journal of the American Academy of Child and Adolescent Psychiatry*, 29, 753-758.

Cartwright-Hatton, S., Tschernitz, N., & Gomersall, H. 2005 Social anxiety in children : Social skills deficit, or cognitive distortion? *Behaviour Research and Therapy*, 43, 131-141.

Chambless, D. L. & Ollendick, T. H. 2001 Empirically supported psychological interventions : Controversies and evidence. *Annual Review of Psychology*, 52, 685-716.

Compton, S. N., Burns, B. J., & Robertson, E. 2002 Review of evidence base for treatment of childhood psychopathology : Internalizing disorders. *Journal of Consulting and Clinical Psychology*, 70, 1240-1266.

Costello, R. J. 1989 Child psychiatric disorders and their correlates : A primary care pediatric sample. *Journal of the American Academy of Child and Adolescent Psychiatry*, 28, 99-111.

Dadds, M. R., Holland, D. E., Laurens, K. R., Mullins, M., Barrett, P. M., & Spence, S. H. 1999 Early intervention and prevention of anxiety disorders in children : Results at 2-year follow-up. *Journal of Consulting and Clinical Psychology*, 67, 145-150.

Dadds, M. R., Spence, S. H., Holland, D. E., Barrett, P. M., & Laurens, K. R. 1997 Prevention and early intervention for anxiety disorders : A controlled trial. *Journal of Consulting and Clinical Psychology*, 65, 627-635.

Fergusson, D. M., Horwood, L. J., & Lynskey, M. T. 1993 Prevalence and comorbidity of DSM-III-R diagnoses in a birth cohort of 15 year olds. *Journal of* the *American Academy of Child and Adolescent Psychiatry*, 32, 1127-1134.

Flannery-Schroeder, E. C. & Kendall, P. C. 2000 Group and individual cognitive-behavioral treatments for youth with anxiety disorders : A randomized clinical trial. *Cognitive Therapy and Research*, 24, 251-278.

石川信一・大田亮介・坂野雄二 2003 児童の不安障害傾向と主観的学校不適応感の関連. カウンセリング研究, 36, 264-271.

石川信一・坂野雄二 2003a 児童における不安障害傾向と社会的スキルの関連：自己評定と他者評定の関連について. 日本カウンセリング学会第36回大会発表論文集, 8.

石川信一・坂野雄二 2003b 児童における認知の誤りと不安の関連について：児童用認知の誤り尺度(Children's Cognitive Error Scale)の開発と特性不安の関連. 行動療法研究, 29, 145-157.

石川信一・坂野雄二 2003c 児童における認知の誤りと不安症状の関連. 日本行動療法学会第29回大会発表論文集, 154-155.

石川信一・坂野雄二 2004a 不安症状を示す児童における認知と社会的スキルの関連. 日本心理学会第68回大会発表論文集, 330.

石川信一・坂野雄二 2004b 児童の不安障害に対する認知行動療法の展望. 行動療法研究, 30, 125-136.

石川信一・坂野雄二 2005a 児童における不安症状と行動的特徴の関連：教師の視点からみた児童の社会的スキルについて. カウンセリング研究, 38, 1-11.

石川信一・坂野雄二 2005b 児童における自己陳述と不安症状の関連. 行動療法研究, 31, 45-57.

石川信一・坂野雄二 2005c 不安症状を示す児童に対する認知行動療法プログラムの実践. 行動療法研究, 31, 71-84.

石川信一・坂野雄二 2005d 児童期不安症状の認知行動モデル構築の試み. 行動療法研究, 31, 159-176.

石川信一・佐藤 寛・坂野雄二 2005 確認的因子分析による児童期の不安障害モデルの検討. 児童青年医学とその近接領域, 46.

Kashani, J. H. & Orvaschel, H. 1988 Anxiety disorders in mid-adolescence : A community sample. *American Journal of Psychiatry*, 145, 960-964.

Kendall, P. C. 1994 Treating anxiety disorders in children : Results of a randomized clinical trial. *Journal of Consulting and Clinical Psychology*, 62, 100-110.

Kendall, P. C., Chu, B., Pimentel, S. S., & Choudhury, M. 2000 Treating anxiety disorders in youth. In P. C. Kendall (Ed.), *Child and adolescent therapy : Cognitive-behavioral procedures* (2nd ed.). Guilford Press, pp. 235-287.

Kendall, P. C., Flannery-Schroeder, E., Panochelli-Mindel, S., Southam-Gerow, M., Henin, A., & Warman, M. 1997 Therapy for youth with anxiety disorders : A second randomized clinical trial. *Journal of Consulting and Clinical Psychology*, 65, 366-380.

Labellarte, M. J., Ginsburg, G. S., Walkup, J. T., & Riddle, M. A. 1999 The treatment of anxiety disorders in children and adolescents. *Biological Psychiatry*, 46, 1567-1578.

Last, C., Perrin, S., Hersen, M., & Kazdin, A. 1992 DSM-III-R anxiety disorders in children : Sociodemographic and clinical characteristics. *Journal of the American Academy of Child and Adolescent Psychiatry*, 31, 1070-1076.

Mendlowitz, S. L., Manassis, K., Bradley, S., Scapillato, D., Miezitis, S., & Shaw, B. F. 1999 Cognitive-behavioral group treatments in childhood anxiety disorders : The role of parental involvement. *Journal of the American Academy of Child and Adolescent Psychiatry*, 38, 1223-1229.

Muris, P., Schmidt, H., Merckelbach, H., Schmidt, H., Gadet, B., & Bogie, N. 2001 Anxiety and depression as correlates of self-reported behavioral inhibition in normal adolescents. *Behaviour Research and Therapy*, 39, 1051-1061.

Muris, P., Schmidt, H., Merckelbach, H., Wessel, I., & van de Ven, M. 1999 Psychopathological correlates of self-reported behavioral inhibition in normal children. *Behaviour Research and Therapy*, 37, 575-584.

Ollendick, T. H. & King, N. J. 2000 Empirically supported treatments for children and adolescents. In P. C. Kendall (Ed.), *Child and adolescent therapy : Cognitive-behavioral procedures* (2nd ed.). Guilford Press. pp. 386-425.

Schniering, C. A., Hudson, J. L., & Rapee, R. M. 2000 Issues in the diagnosis and assessment of anxiety disorders in children and adolescents. *Clinical Psychology Review*, 20, 453-478.

Shortt, A. L., Barrett, P. M., & Fox, T. L. 2001 Evaluating the FRIENDS program : A cognitive-behavioral group treatment for anxious children and their parents. *Journal of Clinical Child Psychology*, 30, 525-535.

Silverman, W. K., Kurtines, W. M., Ginsburg, G. S., Weems, C. F., Lumpkin, P. W., & Carmichael, D. H. 1999 Treating anxiety disorders in children with group cognitive-behavioral therapy : A randomized clinical trial. *Journal of Consulting and Clinical Psychology*, 67, 995-1003.

Silverman, W. K., Kurtines, W. M., Ginsburg, G. S., Weems, C. F., Rabian, B., & Serafini, L. T. 1999 Contingency management, self-control, and education support in the treatment of childhood phobic disorders : A randomized clinical trial. *Journal of Consulting and Clinical Psychology*, 67, 675-687.

Valleni-Basile, L. A., Garrison, C. Z., Jackson, K. L., Waller, J. L., McKeown, R. E., Addy, C. L., & Cuffe, S. P. 1994 Frequency of obsessive-compulsive disorder in a community sample of young adolescents. *Journal of the American Academy of Child and Adolescent Psychiatry*, 33, 782-791.

子どもの不安障害に対する認知行動療法

佐藤容子・佐藤正二

　認知行動療法は，子どもの不安障害に対して最も有効な治療法のひとつであるといわれている（Ollendick & King, 2004）．子どもの不安障害を標的とした認知行動療法は，認知的変容をねらった認知的技法（例えば，不安に対する心理教育による認知的再構成，問題解決訓練，自己教示訓練）と行動変容を促進する行動的技法（例えば，エクスポージャー，随伴性マネジメント，リラクセーション，モデリング，コーピングスキル訓練）を組み合わせて構成する．そしてその組み合わせは，対象となる子どもの年齢や発達レベルあるいは不安障害の種類等によって異なってくる．一般に，子どもの年齢や発達レベルが低いときには，言語的媒介をそれほど必要としない行動的技法のウェイトが高く，逆に年齢や発達レベルが上がるにつれて，認知的技法がよく用いられるようになる．こうした多様な組み合わせがあったとしても，認知的技法と行動的技法の両方が採用されていれば，認知行動療法と呼ぶことが多い．

　子どもの不安障害に対する認知行動療法を代表するのは，ケンドールら（2000）の「コーピング・キャット」と呼ばれる治療プログラムであろう．このプログラムは，16週から20週で実施され，その治療要素には，①リラクセーション，②コーピング認知の獲得，③問題解決，④モデリング，⑤随伴性マネジメント，⑥イメージと現実の場面を用いたエクスポージャーが盛り込まれている．このプログラムに参加した不安障害の子どもは，ウェイティングリスト群や治療なし統制群に比べて，不安症状の低減や不安についての認知の肯定的な変容が有意に大きかったと報告されている．またこの治療効果は1年後のフォローアップ査定においても維持されていた．

　対人不安を伴う社会不安あるいは社会恐怖の子どもには，上述のケンドールらの治療プログラムとはいくぶん異なるプログラムが採用されている．ベイデルら（Beidel, et al., 2000）は，対人不安の強い小学生（8歳から12歳）に，親への教育，社会的スキル訓練，仲間への般化指導（仲間と一緒に活動に参加する），果進的な *in vivo* エクスポージャー（不安度の低い対人場面から高い対人場面へと徐々

にさらされる）などを用いて介入を行った．社会的スキル訓練は，4名から6名の集団で1回60分の時間をかけて実施され，仲間との会話をスムーズに進めるために必要な会話スキルや友達との良い関係を作るのに役立つ友情形成スキルが教示された．またエクスポージャーは，個別に1回60分ずつ行った．このプログラムでユニークなのは，さまざまな仲間への関係の広がりをもたせる試みとして行われた仲間相互作用経験（年齢にあわせて集団でレクリエーション活動，例えば，ピザパーティ，ボーリング，インラインスケートなど）であった．介入対象児の数と同じ数の仲間がボランティアとして参加した．

この活動を通して，この介入に参加した不安のない仲間が，介入対象児に積極的に相互作用を働きかけたり，維持したりすることで，介入対象児が介入場面以外のさまざまな場面でも社会的スキルをうまく使えるように援助した．こうした介入によって，ストレスを感じる日数，社会的不安，一般的不安の減少，日常場面での適応機能の改善，社会的スキルの改善が認められた．

以上，子どもの不安障害に対する代表的な認知行動療法プログラムを2つ紹介した．次にこれらの治療プログラムに含まれている治療要素のいくつかを適用した治療事例を報告する．

事例：社会恐怖を示す子どもへの認知行動療法

適用技法：リラクセーション，認知的再構成，自己教示訓練，社会的スキル訓練．

小学3年生B児（男子）．母親と一緒に来談．最近，学校に行くのを嫌がり，強く登校を勧めると，腹痛を訴え，嘔吐するようになったとの訴えであった．B児はとてもおとなしく，学校でも友達の言いなりになっている．何をしても自信がなく，非主張的．友達と遊びたいと思っているが，同級生や下級生たちにからかわれたり嫌がらせをされるので，いつも母親の後ろに隠れようとする．B児に対して質問をしても，B児は母親に助けを求めるようにすがりついている．母親に促されてやっとの思いで答えるときも，その声は非常に小さくて聞き取れない．聞き返すと，泣きそうな顔になる．「僕はダメやから……」が口癖になっていた．

母親の話では，自宅にいるときは，弟と仲良く，元気に遊んでいるとのことであった．B児の話では，近所のC君に，ちょっかいを出されたり，たたかれるなど，いつも嫌がらせをされるので困っているとのことであった．しかし一方で，「C君はとてもおもしろいし，やさしいところもあるので，友達になりたい」とのことであった．

また，学校では，日直になった日に，終わりの会で，皆の前で話をしなくてはいけないことを非常に苦にしているとのことであった．担任教師からは，「自分から

は決してトラブルを起こすことのない，おとなし過ぎる子」であると見られていた．

B児に対しては，まず，筋リラクセーションを指導した．次に，子どもにも興味深く，覚えやすいように，「失敗は成功のもと，ご飯はウンチのもと」というフレーズを作ってやり，失敗しても大丈夫だ，失敗することで人間は強く，賢くなるのだということを分かりやすく説明した上で，このフレーズを治療者と声を揃えて言う練習をした．B児には徐々に大きな声で言うことができるように励ましと強化を与えた．また，何かをしようとするときに不安を感じたら，いつでもこのフレーズを自分で言うようにと指導した．

C君のちょっかいに対しては，「やめて！」と言えるように，治療者とロールプレイした．最初は非常に小さな声であったが，シェイピング手続きにより，大きな声で言えるようになった．さらに，C君がやめなかった場合にそなえて，「やめなかったら先生に言うよ」と言うスキルも同様の手続きで訓練した．

これらの手続きを1セッション25分ほどかけて行った．その結果，3セッション終了後には，B児は学級でも授業中に手を挙げて発言できるようになり，C君たちからの嫌がらせやちょっかいに対しても，適切に対処できるようになったとの報告を受けた．

Beidel, D. C., Turner, S. M., & Morris, T. L. 2000 Behavioral treatment childhood social phobia. *Journal of Consulting and Clinical Psychology*, 68, 1072-1080.

ケンドール, P. C., ケイン, M. T., ハワード, B. L. & シークランド, L. （市井雅哉監訳） 2000 子どものストレス対処法：不安に強い子の治療マニュアル. 岩崎学術出版社. (Kendall, P. C., Kane, M. T., Howard, B., & Siqueland, L. 1992 *Cognitive-behavioral therapy for anxious children*. Workbook Publishing.)

Ollendick, T. H. & King, N. 2004 Empirically supported treatments for children and adolescents : Advances toward evidence-based practice. In P. M. Barrett & T. H. Ollendick (Eds.), *Handbook of interventions that work with children and adolescents : Prevention and treatment*. John Wiley & Sons, pp. 3-25.

注：本コラム中の事例はプライバシーへの配慮から，本人の問題は変えずに，本人が特定できないような形に改変している．

第2部

不安研究の展開

第8章

不安と抑うつ

福井　至

1. はじめに

　不安と抑うつに関しては，DSM-III（1980）以前は感情障害というひとつの延長線上の表現型の違いととらえる一元論的立場が優勢であった．しかし，1960年代から1970年代にかけて，不安と抑うつのそれぞれに特異的に有効な薬剤の発見や，不安症状と抑うつの症状の因子分析による研究の発展から，DSM-III以降は不安と抑うつを別物ととらえる二元論的立場が優勢になった（Cameron & Schatzberg, 2002 など）．

　この不安と抑うつについて，ハミルトン尺度などの他者評価尺度と，STAIやSDSといった自己評価尺度による研究が行われてきている．それらの研究からは，他者評価尺度では不安と抑うつは通常.40～.50の相関係数となり，それに対して自己評価尺度は一般に弁別的妥当性が低く.60～.80の相関係数となることが報告されている（Clark, 1989）．

　ところで，二元論的立場をとるDSMシリーズにおいても不安と抑うつの関係は問題となっており，DSM-IIIではうつ病性障害の診断は不安障害の診断に優先させるという基準を設けたが，DSM-III-R（1987）以降はこの基準をはずしている．そのため，不安障害とうつ病性障害の合併診断は多く，不安障害とうつ病性障害の合併の生涯有病率は，3.6～8.6％程度であることが報告されている（Kessler, et al., 1996 など）．また，不安障害の診断がうつ病性障害の診断に先行する方がその逆の場合よりも多いことや，抑うつ症状のない不安障害は比較的よく認められるものの，不安症状のないうつ病性障害はほとんど認められないことも報告されている（Clark, 1989）．

　このように，不安と抑うつには強い関係があるため，不安障害の治療におい

ても抑うつ症状に十分な注意を払うことが必要であることが指摘されている (Freeman, et al., 1990). そこで本章においては, 不安と抑うつのこのような関係について, これまでの研究成果を概観していくこととする.

2. 感情状態からみた不安と抑うつ

前述のように, 不安と抑うつに強い関係があるといっても, 主観的には不安感と抑うつ感は区別できる. また, 数日間続く感情状態である気分においても, 瞬間的な不安感や抑うつ感ほどではないものの, 不安気分と抑うつ気分は主観的にある程度区別することができる. このような区別を, 我々はどのように行っているのであろうか.

Watson & Tellegen (1985) は, 幅広い感情を測定できる Adjective Checklist 方式の質問紙の結果から, 感情の基本構造となる「否定的感情」と「肯定的感情」という2因子を抽出した. そして, 「否定的感情」と「肯定的感情」を測定するための Positive and Negative Affect Schedule (以下 PANAS) を作成した (Watson, Clark, & Tellegen, 1988). この PANAS の研究から, 不安も抑うつも強い「否定的感情」ではあるものの, 不安は「肯定的感情」とはあまり関係がなく, 抑うつは低い「肯定的感情」で特徴づけられることが示された (Watson & Kendall, 1989).

そこで筆者は, このような不安と抑うつの感情状態の特徴から不安と抑うつの弁別的妥当性の高い質問紙の開発を試みた (福井, 1997). まず, 不安と抑うつ, および肯定的気分を表現する単語合計50語について, 過去2～3日間の気分がそれぞれの語にどの程度あてはまるかを7件法で回答する質問紙を大学生655名 (男子282名, 女子373名) に実施した. そのデータを因子分析し, まず「否定的気分」と「肯定的気分」の2因子を抽出した. 次に, 「肯定的気分」にはあまり関係のない「不安気分」を表現する語と, 低い「肯定的気分」によって特徴づけられる「抑うつ気分」を表現する語, さらに「抑うつ気分」を表現する語に強い関係のある「肯定的気分」を表現する語を選定した. その結果, 表1に示したように, 各気分3単語ずつで測定することができる Depression and Anxiety Mood Scale (以下 DAMS, 福井, 1997) が開発された.

表1 Depression and Anxiety Mood Scale (DAMS) の因子分析結果

項目	因子負荷量 第1因子	第2因子	第3因子	共通性	クロンバックの α係数
19. 心配な	0.920	−0.091	0.119	0.869	
20. 不安な	0.906	−0.079	0.246	0.888	0.885
22. 気がかりな	0.774	−0.073	0.322	0.708	
1. 楽しい	−0.031	0.860	−0.210	0.785	
2. 嬉しい	−0.068	0.859	−0.195	0.781	0.823
10. はつらつとした	−0.124	0.793	−0.131	0.661	
34. 暗い	0.171	−0.219	0.826	0.759	
43. 沈んだ	0.299	−0.196	0.807	0.779	0.832
42. 嫌な	0.212	−0.181	0.796	0.711	
因子分散	2.451	2.245	2.244	6.94	
寄与率(%)	27.233	24.944	24.933	77.111	

(福井, 1997)

　この DAMS の不安気分と抑うつ気分との相関は.51 であり，先述の Clark (1989) の指摘した不安と抑うつの相関.40～.50 にほぼ合致しており，不安と抑うつの弁別的妥当性が高いことが示された．また，構成概念妥当性と信頼性に問題なく気分の変化を鋭敏にとらえることができ，学生のみでなく一般成人にも適用でき，臨床的妥当性も高いことが確認されている（福井, 1997；福井ら, 1997）．さらに未発表データではあるものの，DAMS の3因子構造は，現在の一時的な感情状態から過去1週間程度の気分まで変化させても維持されることが確認されている．このように，DAMS は日本語で標準化された初の，不安と抑うつの高い弁別的妥当性を有した質問紙である（福井ら, 2004）．

　ところで，不安障害の患者31名とうつ病性障害の患者23名の初診時の DAMS の各尺度得点を比較してみると，不安障害とうつ病性障害では「不安気分」と「抑うつ気分」に差はないものの，「肯定的気分」は不安障害よりもうつ病性障害の方が低いことが示された．そこで，DAMS では医師の診断との一致率が76％となる，「肯定的気分得点」の cut-off point を設定している（福井ら, 1997）．つまり，不安障害とうつ病性障害では，不安気分や抑うつ気分よりも，肯定的気分の高低に差があることが明らかとなったのである．

　以上のように，不安障害やうつ病性障害の域まで達すると不安気分と抑うつ気分の強さには差が認められず，肯定的気分のみで差が認められることがわか

った．ところが，一般的な感情状態としては，不安と抑うつは異なるものとして測定することができ，抑うつは低い肯定的感情が特徴であるが，不安は肯定的感情とはあまり関係がないことが明らかとなったのである．

3. 症状からみた不安と抑うつ

前節では，感情状態としての不安と抑うつについてみたが，感情以外の認知的・生理的・行動的症状などを含めると，不安症状と抑うつ症状はどのように区別することができるだろうか．

Gotlib & Cane（1989）は，DSM-III-R（1987）の全般性不安障害の診断基準と大うつ病エピソードを比較して，不安障害とうつ病の診断基準には，不安と抑うつの共通症状と，不安と抑うつのそれぞれの特有症状があることを指摘した．そこで筆者は表2に示したように，DSM-IV（1994）の不安障害とうつ病性障害の診断基準に含まれる症状を，不安の特有症状，不安と抑うつの共通症状，抑うつの特有症状に分類し，さらにそれらの症状を感情・気分，認知的症状，生理的症状，行動的症状に分類してみた（福井，1998a）．

また，不安症状や抑うつ症状を測定する質問項目を作成し，大学生567名（男子292名，女子275名）にDAMSと同時に実施してみた（福井，1998a）．その結果，因子数を2として因子分析を行うと，パニック発作の窒息感や心悸亢進などの「不安の生理的症状」を中心とした因子と，表2の「抑うつの特有症状」を中心として「不安と抑うつの共通症状」を含む因子が抽出された．このように，不安症状と抑うつ症状から，パニック障害と大うつ病の2因子が抽出されることは，過去の多くの研究においても報告されている（Clark, 1989）．次に，因子数を3として因子分析をしてみたが，表2のように不安と抑うつのそれぞれの特有症状と共通症状には分かれなかった．そこで，固有値の落差を考慮して7因子を抽出し，同時に実施したDAMSの不安気分と抑うつ気分との相関関係を確認してみた．すると，図1に示したような結果となった．つまり，不安気分との関係が強いのは，緊張・焦燥・易刺激性といった「不安の認知的症状」であるビジラント（vigilant）状態であり，抑うつ気分と関係が強いのは，興味と喜びの喪失といったアンヘドニア（anhedonia）と，体重変化，

表2 不安と抑うつの特有症状と共通症状

不安の特有症状	不安と抑うつの共通症状	抑うつの特有症状
A. 感情・気分		
1. 不安気分 2. 恐怖感		1. 抑うつ気分
B. 認知的症状		
1. いらいら 2. 易刺激性 3. 緊張感 4. 現実感消失または離人症状 5. 過度の心配（予期憂慮）	1. 集中力の減退，集中困難 2. 決断困難	1. 興味または喜びの著しい減退 2. 無価値観 3. 罪責感 4. 気力の減退 5. 自殺念慮，自殺企図
C. 生理的症状		
1. 息切れ感，息苦しい感じ 2. 動悸，心悸亢進 3. 発汗 4. めまい 5. 嘔気または腹部の不快感 6. 冷感または熱感 7. 筋肉の緊張 8. 身震いまたは震え	1. 睡眠障害 2. 易疲労性	1. 食欲の変化 2. 体重の変化
D. 行動的症状		
1. 回避行動	1. 焦燥，落ち着きのなさ	1. 精神運動性制止

(福井，2002 を改変)

そして精神運動性制止といった「抑うつ症状」と，「死の反復思考・無価値観・罪責感症状」であった．そして，その他は抑うつ気分と不安気分との共通症状となったのである．

ところで，因子数を 2 とした因子分析ではパニック発作と大うつ病の因子が抽出されながら，パニック発作の中心症状である心悸亢進・息切れ・震えなどの自律神経系過覚醒症状である「不安の生理的症状」が，不安気分と抑うつ気分に共通の症状となったのはなぜであろうか．このパニック発作と抑うつとの関連については，貝谷・宮前（2000）はパニック障害の患者の 31％ に抑うつ状態が認められると報告し，DSM-IV-TR ではパニック発作は「うつ状態」から起きるとしている（p. 431）．つまり，自律神経系過覚醒は大うつ病の症状とは分離しやすい症状であるものの，不安気分とのみでなく抑うつ気分とも強い

```
                 ┌─ 不安気分特有の症状
                 │  「不安の認知的症状」(緊張・焦燥・易刺激性)
        不安気分 ┤
                 │  抑うつ気分と不安気分に共通の症状
                 │  「不安の生理的症状」(自律神経系過覚醒)
                 │  「恐怖症・強迫行為症状」(恐怖症・強迫行為)
                 │  「筋緊張・熱感・めまい・死ぬことに対する恐怖症状」
        抑うつ気分┤  「睡眠障害症状」
                 │
                 │  抑うつ気分特有の症状
                 │  「抑うつ症状」(興味と喜びの喪失・体重変化・精神運動性制止)
                 └─ 「死の反復思考・無価値観・罪責感症状」
```

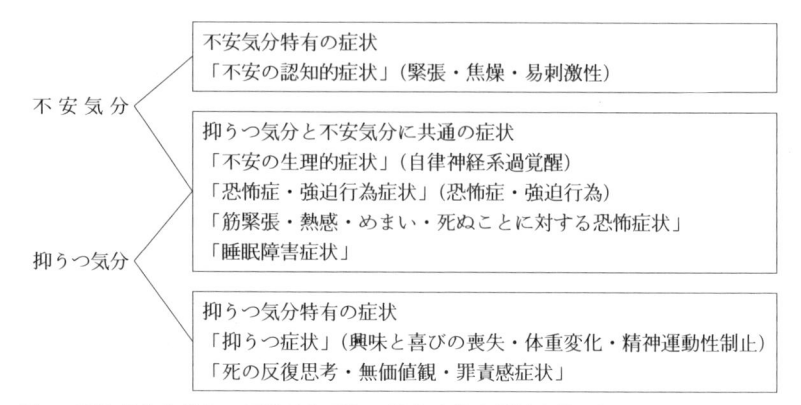

図1 不安気分と抑うつ気分それぞれの特有症状と共通症状（福井, 1998a より作成）

関係のある症状なのである.

4. 診断分類からみた不安と抑うつ

DSMシリーズにおいては，不安障害やうつ病性障害の診断分類はかなり変化してきた．特に不安障害においては，DSM-II (1968) では3種類だけだったものが現在 (DSM-IV-TR) では12種類にまで増加した．また，同一の診断名でも診断基準が変化している．例えば，全般性不安障害の診断基準は，DSM-III (1980) では症状の持続期間が1カ月であったものが，DSM-III-R (1987) 以降は6カ月となり，記載されている症状数も変化している.

このため，うつ病性障害と不安障害の合併率に関する研究は多いが，正確な合併率を特定するのは困難である (Cameron & Schatzberg, 2002). しかし一般的に，不安障害をもつ患者はうつ病性障害を合併しやすく，それはうつ病性障害の患者が不安障害を合併するよりも多いこと．また，優先基準や除外規定を用いないと，不安障害の患者のおよそ半数がうつ病性障害の診断基準に合致し，うつ病性障害の患者のおよそ半数も何らかの不安障害の診断基準に合致することが報告されている (Clark, 1989).

ところでDSM-IV (1994) では，全般性不安障害の患者の4割前後がうつ病性障害を合併しており，8割以上が何らかの不安障害かうつ病性障害の合併診断がついていることから，全般性不安障害の診断分類をなくすかどうかの議論

が行われた (Brown, 2002). また, ICD-10 (WHO, 1992) で, 混合性不安-抑うつ障害が取り入れられたことから, この診断をDSM-IVに取り入れるかどうかも議論された (Cameron & Schatzberg, 2002).

　これらの問題は, 不安や抑うつが強くなりやすい気質と診断分類をどのように関連させるかという問題である. つまり, 双生児研究では, 全般性不安障害の発症の7割は環境要因によって説明されるが, 3割は遺伝要因によって説明でき, この遺伝要因は大うつ病にも共通することが明らかにされている (Kendler, et al., 1992; Roy, et al., 1995など). この3割という数値は, 知能の遺伝要因による説明率の推定値6割に比べると高い値ではないものの, 不安や抑うつが強くなりやすい気質にはある程度の遺伝性が示唆されるのである. このようなことから, Akiskal (1998) はもともと不安や抑うつが強くなりやすい「全般性不安神経質」という気質を提唱し, この気質を持った人の症状が診断閾値を超えた場合に「混合性不安-抑うつ障害」や「全般性不安障害」の診断がつくという考えを示した. また, Barlow, et al. (1996) も, 遺伝的・生物学的・心理的脆弱性が不安障害と気分障害に共通しているという情動障害理論を提唱している. この生物学的脆弱性は, いくつかの神経伝達システム (GABA-ベンゾジアゼピン, ノルアドレナリン作動系, セロトニン作動系など) や, 大脳辺縁系 (中隔-海馬系) が影響していると考えられている (Brown, 2002).

5. 薬物療法からみた不安と抑うつ

　前述のように, DSM-III (1980) 以降はそれ以前と異なり不安と抑うつを厳格に区別しているが, これには薬物療法の発展も関与している. つまり, ベンゾジアゼピンが主として不安症状に特異的に有効であることが証明され, 三環系抗うつ薬が主として抑うつ症状に特異的に有効であることが証明され, 不安と抑うつの2分化の流れを支持した. しかし, その後三環系抗うつ薬はパニック障害にも有効であることが示され, 三環系抗うつ薬に分類される塩酸クロミプラミン (アナフラニール) は強迫性障害にも特異的に有効であることが示された. さらに, 三環系そして四環系抗うつ薬の後に開発された選択的セロトニ

ン再取り込み阻害薬（以下SSRI）は，パニック障害・強迫性障害・全般性不安障害に効果があることが示された（Cameron & Schatzberg, 2002）．つまり，薬物療法の発展が，先述の遺伝研究と同様，不安と抑うつの感情障害スペクトラムという一元論を示唆している．

ところで，Schatzberg & Cole（1978）はベンゾジアゼピンと三環系抗うつ薬のうつ病性障害への効果に関するレビューから，内因性のうつ病と非内因性のうつ病を区分する必要性を提唱した．内因性のうつ病とは，朝うつが強く夕方に軽くなるという日内変動と，早朝覚醒，アンヘドニア，精神運動性制止が特徴となるうつ病である．また，非内因性のうつ病はより異種性の集まりと考えられ，演技的な行動，不安，怒り，強迫性，逆の日内変動，入眠障害が特徴となるうつ病である．また貝谷・宮前（2001）は，パニック障害後の抑うつ状態を「パニック性不安うつ病」と命名し，やはり演技的な行動を含む性格変化，内因性のうつ病と異なり嬉しい楽しいを感じる気分反応性，アンガーアタック，夕方からうつが強くなるという逆の日内変動などの特徴を指摘している．つまり，抑うつのみが問題となるうつ病と，不安症状も問題となる不安うつ病ともいうべき，うつ病のサブタイプが示唆されているのである．

6. 不安障害とうつ病性障害に関する3構造モデル

Clark & Watson（1991）は，前述のPANASの研究成果に基づき，不安障害とうつ病性障害の症状を区別するための3構造モデルを示した．3構造モデルでは，「否定的感情」は不安障害とうつ病性障害に共通しているが，「自律神経系過覚醒」は不安障害に特有であり，「肯定的感情」の欠如はうつ病性障害に特有なものとしている．

しかし，Brown, Chorpita, & Barlow（1998）は350名の患者に実施した各種質問紙の結果から，共分散構造分析を用いて図2のモデルを確認した．つまり，「否定的感情」は全ての不安障害とうつ病性障害の診断に関連するが，「肯定的感情」の低下は「社会不安障害」と「うつ病性障害」の診断のみに関連すること．また，「自律神経系の過覚醒」は「広場恐怖を伴うパニック障害」の診断に関連するが，「全般性不安障害」では自律神経系はむしろ抑制されると

第 8 章　不安と抑うつ

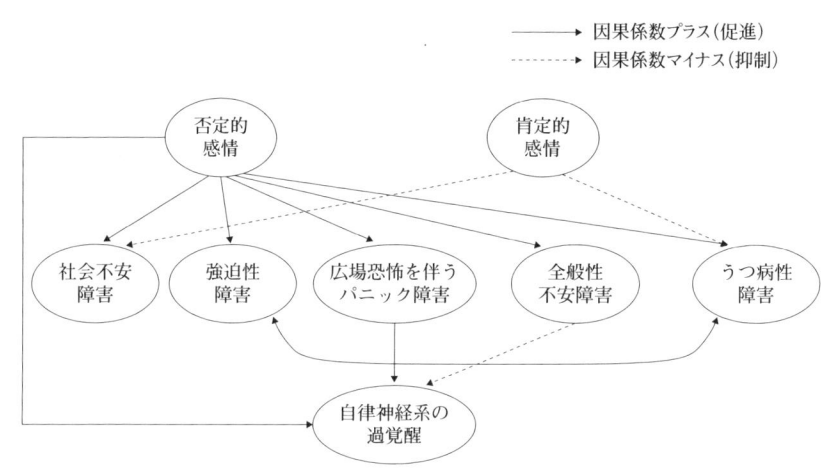

⟶ 因果係数プラス(促進)
⇢ 因果係数マイナス(抑制)

図 2　不安障害とうつ病性障害の 3 構造モデル
(Brown, Chorpita & Barlow, 1998 より作成)

いう結果である.

ところで図 2 では,「うつ病性障害」から「自律神経系の過覚醒」への抑制の因果関係が示されていない. しかし, 焦燥 (agitation) を伴わないうつ病の場合には自律神経系が抑制され, 焦燥を伴ううつ病の場合には自律神経系が抑制されないことが確認されている (Klerman, 1977). つまり, 自律神経系の過覚醒が伴う前述の不安うつ病と, 自律神経系が抑制される内因性のうつ病の 2 タイプがあり, 全般性不安障害は不安障害と内因性うつ病の中間段階とも考えられるのである.

7. 認知行動モデルからみた不安と抑うつ

認知行動療法においては, 前章までに紹介されているように, 診断ごとに特異的に有効な認知行動療法の技法が開発されてきている. しかし, 例えばパニック障害に対する認知行動療法は, パニック障害の症状を改善させて効果を維持させる効果はあるものの, 一般的な不安-抑うつの形質的な素因に対しては有効ではなく他の障害を発症させやすいという報告もある (Brown, 2002). このようなことから, 不安障害やうつ病性障害の治療においては, 不安と抑うつ

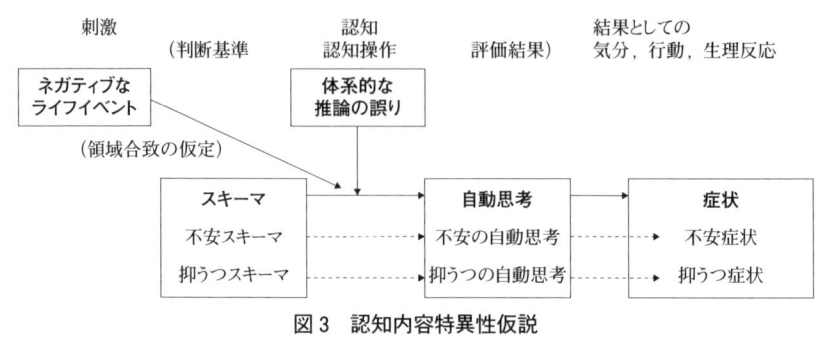

```
   刺激                   認知                結果としての
       (判断基準)      認知操作   評価結果    気分,行動,生理反応
 ┌─────────┐         ┌─────────┐
 │ネガティブな│         │体系的な  │
 │ライフイベント│       │推論の誤り│
 └─────────┘         └─────────┘
    (領域合致の仮定)          │
         ↓                    ↓
 ┌─────────┐         ┌─────────┐        ┌─────┐
 │スキーマ   │         │自動思考   │        │症状  │
 │不安スキーマ│ ……→  │不安の自動思考│ ……→ │不安症状│
 │抑うつスキーマ│ ……→│抑うつの自動思考│ ……→│抑うつ症状│
 └─────────┘         └─────────┘        └─────┘
```

図3　認知内容特異性仮説
(Beck & Emery, 1985 ; Beck, et al., 1987 より作成)

の関係を説明する認知行動モデルに基づく治療が必要と考えられる．そこで，不安と抑うつの関係を説明する認知行動モデルについて年代順にみていく．

7.1 Beckの認知内容特異性仮説

図3に，Beck & Emery (1985) の認知内容特異性仮説を示した．認知内容特異性仮説においては，不安と抑うつを全く独立したものとして考えている．つまり，不安に関しては，「不安スキーマ」が「ネガティブなライフイベント」と「体系的な推論の誤り」の影響を受けて「不安の自動思考」を引き起こし，この「不安の自動思考」が「不安症状」を引き起こすとしている．また，抑うつにおいては全く同様に，「抑うつスキーマ」が「抑うつの自動思考」を引き起こし，「抑うつの自動思考」が「抑うつ症状」を引き起こすとしている．

そして，不安と抑うつの相関を.15と非常に低くなるように改変したハミルトン尺度の改訂版 (Riskind, et al., 1987) を用いて，不安の自動思考と抑うつの自動思考を分離した Cognition Check-List (以下 CCL. Beck, et al., 1987) を開発した．Beckは，CCLの質問項目の内容から，不安の自動思考は危害と危険がテーマであり，抑うつの自動思考は喪失と失敗がテーマであると指摘した．このように，自動思考のレベルでは不安と抑うつを分離することができたが，スキーマのレベルでは不安と抑うつは分離できていない (Clark, et al., 1989)．

7.2 無力感－絶望感モデル

図4に，Alloy, et al. (1990) の無力感－絶望感モデルを示した．無力感－

第8章 不安と抑うつ

絶望感モデルは，Seligman（1974）の「学習性無力感理論」から発展した一連の理論の1つである．この理論で不安については，「ネガティブなライフイベント」が統制不能だと認知しやすい「統制スタイル」を不安の素因としている．そして，「ネガティブなライフイベント」がこの「統制スタイル」の影響を受けて，「統制不能」という原因帰属を引き起こし，これが統制不能の予期である「無力感」を引き起こすとしている．さらに，この「無力感」の確信度が低いと，「不安症状」を，確信度が高いと「不安－抑うつ症状」を引き起こすとしている．

また，抑うつについては，悪い結果は内的（自分のせいだ）・安定的（今後何回も起こるだろう）・全般的（多くの場面でそうなるだろう）という原因帰属をし，良い結果は外的（自分のせいではない）・不安定（今後は起こらないだろう）・特殊的（他の場面では起こらないだろう）という原因帰属をしやすい「帰属スタイル」を，抑うつの素因としている．そして，「ネガティブなライフイベント」がこの「帰属スタイル」の影響を受けて，悪い結果が安定的（今後何回も起こる）・全般的（多くの場面でそうなる）な原因で起こり，それ

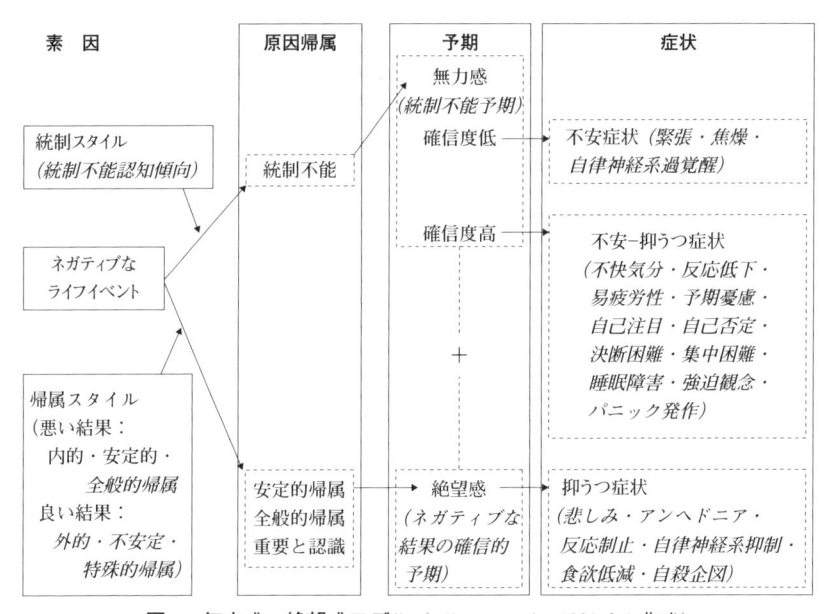

図4　無力感－絶望感モデル（Alloy, et al., 1990 より作成）

が自分にとって重要なことだと認識されると，ネガティブな結果の確信的予期である「絶望感」を引き起こし，「無力感」に「絶望感」が加わると「不安－抑うつ症状」と「抑うつ症状」を引き起こすとしている．

ところでこのモデルにおいては，認知内容特異性仮説のように不安と抑うつとを全く別のものとはしておらず，強い「無力感」に「絶望感」が加わると抑うつ状態となるというように，不安の最終状態として抑うつを考えている．このため，不安障害がうつ病性障害に先行するほうがその逆の場合より多いことや，不安症状のないうつ病性障害がほとんど認められないことを説明することができる．しかし，不安と抑うつの素因を別々のものとしていることから，前述の不安と抑うつの生物学的脆弱性理論とは一致しない．また，不安と抑うつの 0.40～0.50 の相関も正確には説明できない理論となっている．

7.3　DAC モデル

図5に，筆者の Depression and Anxiety Cognitive-behavior Model（以下 DAC モデル）を示した（福井，2002）．この認知行動モデルの構築においては，不合理な信念を測定する Japanese Irrational Belief Test（以下 JIBT．松村，1991）と，抑うつと不安の自動思考を測定する Depression and Anxiety

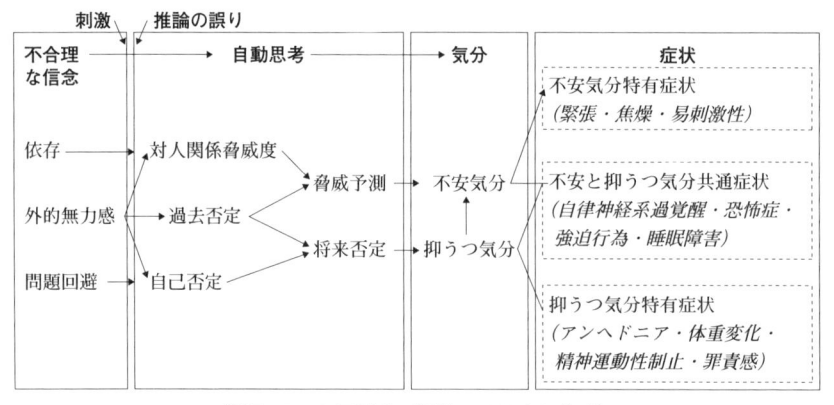

図5　DAC モデル（福井，2002 より作成）

注　「外的無力感」と「過去否定」という不安と抑うつの共通原因のため，「脅威予測」と「将来否定」，「不安気分」と「抑うつ気分」，「不安気分特有症状」と「抑うつ気分特有症状」の間に 0.5 前後の相関関係が生じる．

Cognition Scale（以下DACS．福井，1998b），および前出のDAMS（福井，1997）を用い，共分散構造分析によって不合理な信念と自動思考および気分に関する因果モデルを構築した（福井，2002）．それに，図1の気分と症状との関係をつけ加えたのが，このDACモデルである．

DACモデルでは不安に関しては，人に助けてもらわなければ何もできないという「依存」の不合理な信念と，いつも人から悩まされるという「外的無力感」の不合理な信念が，うまくいかない人間関係は恐ろしいという「対人関係脅威度」の自動思考を引き起こす．また，「外的無力感」の不合理な信念は，いつも嫌な目にあっているという「過去否定」の自動思考を引き起こす．そして，「対人関係脅威度」と「過去否定」の自動思考が，対人関係の脅威場面を予測する「脅威予測」の自動思考を引き起こし，この「脅威予測」と「抑うつ気分」が「不安気分」を引き起こすという因果関係となっている．また，抑うつに関しては，「外的無力感」と危険や困難なことには常に近づかない方がいいという「問題回避」の不合理な信念が，自分はだめな人間だという「自己否定」の自動思考を引き起こす．そして，この「自己否定」と「過去否定」の自動思考が，将来いいことがないだろうという「将来否定」の自動思考を引き起こし，「将来否定」の自動思考が「抑うつ気分」を引き起こすという因果関係となっている．この「自己否定」「過去否定」「将来否定」は，Beck, et al. (1979)の指摘したうつ病認知の3徴と一致しており，その因果関係を示すモデルとなっている．また，このモデルの自動思考と気分との間の因果関係は，実験によっても正しいことが確認されている（福井，2002）．さらに，コンピューター・アシスティド・カウンセリングを用いたRCTデザインによる治療効果の実験研究により，DACモデルに基づく認知行動療法は不安と抑うつの大きな低減効果があり，「うつ病性障害」と「社会不安障害」，および抑うつと不安が同等に問題となる「不安と抑うつ気分を伴う適応障害」や「全般性不安障害」「混合性不安－抑うつ障害」に効果があることが確認されている（福井，2002）．

ところで，このモデルでは不安と抑うつを引き起こす共通原因を「外的無力感」の不合理な信念と「過去否定」の自動思考としている．このことは前述の（p.163），不安と抑うつの生物学的脆弱性に大脳辺縁系（中隔－海馬系）が影

響しているという指摘に一致している．つまり，周囲が自分を悩ませるという扁桃核が関係する「外的無力感」の判断基準と，否定的記憶が優勢であるという海馬が関係する「過去否定」の記憶が，不安と抑うつの共通原因としているのである．またDACモデルでは，図5の注にあるように，「外的無力感」と「過去否定」という共通原因のため，「脅威予測」と「将来否定」，「不安気分」と「抑うつ気分」，および「不安気分特有症状」と「抑うつ気分特有症状」との間に0.5前後の相関が生じることが示されている．さらに，「抑うつ気分」から「不安気分」への因果関係から，抑うつ症状のない不安障害は比較的よく認められるものの，不安症状のないうつ病性障害がほとんど認められないことも説明できる．

このDACモデルに基づく認知行動療法については，初学者でも容易に実施できるようにしたカードと質問紙のセットが開発されており（福井，2004），臨床場面で用いられ始めている．

8. おわりに

以上みてきたように，不安と抑うつには強い関係があり，遺伝的・生物学的・心理的脆弱性が不安障害とうつ病性障害に共通しているというBarlowらの情動障害理論が支持されつつある．また，この情動障害理論に最も適合しており，不安と抑うつの関係に適切に配慮しつつ認知行動療法を実施できるのが，DACモデルに基づく認知行動療法である．

今後さらに研究が発展し，不安と抑うつに共通の形質的脆弱性が明らかにされ，認知行動療法の技法がさらに発展していくことが期待される．

Akiskal, H. S. 1998 Toward a definition of generalized anxiety disorder as an anxious temperament type. *Acta Psychiatrica Scandinabica*, 98 (suppl. 393), 66-73.

Alloy, L. B., Kelly, K., Mineka, S., & Clements, C. 1990 Comorbidity of anxiety and depressive disorders : A helplessness-hopelessness perspective. In J. D. Maser & C. R. Cloninger (Eds.), *Comorbidity of mood and anxiety disorders* (pp. 499-543). American Psychiatric Press.

Barlow, D. H., Chorpita, B. F., & Turovsky, J. 1996 Fear, panic, anxiety, and disorders of emotion, in perspectives on anxiety, panic, and fear. In D. A. Hope (Ed.), *Nebraska Symposium on Motivation* (vol. 43, pp. 251-328). University of Nebraska Press.

Beck, A. T., Rush, A. J., Shaw, B. F., & Emery, G. 1979 *Cognitive theory of depression*. Guilford Press (坂野雄二監訳 1992 うつ病の認知療法. 岩崎学術出版社).

Beck, A. T. & Emery, G. 1985 *Anxiety disorders and Phobias : A cognitive perspective*. Basic Books.

Beck, A. T., Brown, G., Steer, R. A., Eidelson, J. I., & Riskind, J. H. 1987 Differentiationg anxiety and depression : A test of the cognitive content-specificity hypothesis. *Journal of Abnormal Psychology*, 96, 179-183.

Brown, T. A. 2002 Classification of anxiety disorders. In D. J. Stein & E. Hollander (Eds.), *The American psychiatric publishing textbook of anxiety disorders*. American Psychiatric Publishing, Inc. (樋口輝彦・久保木富房・貝谷久宣・坂野雄二・野村忍／不安抑うつ臨床研究会監訳 2005 不安障害. 日本評論社).

Brown, T. A., Chorpita, B. F., & Barlow, D. H. 1998 Structural relationships among dimensions of the DSM-IV anxiety and mood disorders and dimensions of negative affect, positive affect, and autonomic arousal. *Journal of Abnormal Psychology*, 107, 179-192.

Cameron, L. P. & Schatzberg, A. F. 2002 Mixed anxiety-depressive disorder. In D. J. Stein & E. Hollander (Eds.), *The American psychiatric publishing textbook of anxiety disorders*. American Psychiatric Publishing, Inc. (樋口輝彦・久保木富房・貝谷久宣・坂野雄二・野村忍／不安抑うつ臨床研究会監訳 2005 不安障害. 日本評論社).

Clark, D. A., Beck, A. T., & Brown, G. 1989 Cognitive mediation in general psychiatric outpatients : A test of the content-specificity hypothesis. *Journal of Personality and Social Psychology*, 56, 958-964.

Clark, L. A. 1989 The anxiety and depressive disorders : descriptive psychopathology and differential diagnosis. In P. C. Kendall & D. Watson (Eds.), *Anxiety and Depression*, Academic Press, pp. 83-129.

Clark, L. A. & Watson, D. 1991 Tripartite model of anxiety and depression : Psychometric evidence and taxonomic implications. *Journal of Abnormal Psychology*, 100, 316-336.

福井 至 1997 Depression and Anxiety Mood Scale (DAMS) 開発の試み. 行動療法研究, 23, 83-93.

福井 至 1998a 抑うつと不安の気分と症状との関連. 人間福祉研究, 1, 1-13.

福井 至 1998b Depression and Anxiety Cognition Scale (DACS) の開発：抑うつと不安の認知行動モデルの構築に向けて. 行動療法研究, 24, 57-70.

福井　至　2002　抑うつと不安の関係を説明する認知行動モデル．風間書房．
福井　至　2004　CBTマスター．こころネット．
福井　至・木津明彦・田村嘉子・千丈雅徳・奥瀬哲　1997　DAMS (Depression and Anxiety Mood Scale) の成人への適用可能性と臨床的妥当性および有用性の検討．北海道心理学研究, 20, 63-71.
福井　至・木津昭彦・陳　峻文・熊野宏昭・坂野雄二　2004　DAMS．こころネット．
Freeman, A., Pretzer, J., Fleming, B., & Simon, K. M. 1990 *Clinical applications of cognitive therapy*. Plenum Press.
Gotlib, I. H. & Cane, D. B. 1989 Self-report assessment of depression and anxiety. In P. C. Kendall & D. Watson (Eds.), *Anxiety and Depression*. Academic Press, pp.131-169.
貝谷久宣・宮前義和　2000　パニック障害における抑うつ状態－パニック性不安うつ病(1)頻度と症状．貝谷久宣・不安抑うつ臨床研究会（編），パニック障害研究最前線．日本評論社．
貝谷久宣・宮前義和　2001　パニック障害における抑うつ状態－パニック性不安うつ病(2)臨床的特徴．貝谷久宣・不安抑うつ臨床研究会（編），パニック障害症例集．日本評論社．
Kendler, K. S., Neale, M. C., Kessler, R. C., et al. 1992 Major depression and generalized anxiety disorder : Same genes, (partly) different environments? *Archives of General Psychiatry*, 49, 716-722.
Kessler, R. C., Nelson, C. B., McGonable, K. A., Liu, J., Swartz, M., & Blazer, D. G. 1996 Comorbidity of DSM-III-R major depressive disorder in the general population : Results from U. S. National Comorbidity Survey. *British Journal of Psychiatry*, 168, 17-30.
Klerman, G. L. 1977 Anxiety and depression. In G. D. Burrows (Ed.), *Handbook of studies on depression*, Elsevier, pp.49-68.
松村千賀子　1991　日本版 Irrational Belief Test (JIBT) 開発に関する研究．心理学研究, 62, 106-113.
Riskind, J. H., Beck, A. T., Brown, G., & Steer, R. A. 1987 Taking the measure of anxiety and depression : Validity of the reconsturcted Hamilton scales. *Journal of Nervous and Mental Disease*, 175, 474-479.
Roy, M. A., Neale, M. C., Pedersen, N. L., et al. 1995 A twin study of generalized anxiety disorder and major depression. *Psychological Medicine*, 25, 1037-1049.
Schatzberg, A. F. & Cole, J. O. 1978 Bezodiazepines in depressive disorders. *Archives of Genenral Psychiatry*, 35, 1359-1365.
Seligman, M. E. P. 1974 Depression and learned helplessness. In R. J. Friedman & M. M. Katz (Eds.), *The psychology of depression : Contemporary theory and research*. Hemisphere.

Watson, D. & Tellegen, A.　1985　Toward a consensual structure of mood. *Psychological Bulletin*, 98, 219-235.

Watson, D., Clark, A., & Tellegen, A.　1988　Development and validation of brief measure of Positive and Negative Affect : The PANAS Scales. *Journal of Personality and Social Psychology*, 54, 1063-1070.

Watson, D. & Kendall, P. C.　1989　Understanding anxiety and depression : Their relation to negative and positive affective states, In P. C. Kendall & D. Watson (Eds.), *Anxiety and Depression*. Academic Press, pp. 3-26.

World Health Organization (WHO)　1992　*International statistical classification of diseases and related health problems, 10th revision* (ICD-10). Vol. 1, WHO.

第9章

不安と身体症状

鈴木伸一

1. 不安と身体症状

　不安を感じた時，私たちの身体にはさまざまな変化（症状）が生じる．一次的な反応としては，心悸亢進，息苦しさ，めまい，ふらつき，発汗，筋の硬直などがあるが，これらはストレスに適応していくための生体防御システムにおける緊急反応と考えることができる．しかし，不安状態が長期化したり，重篤化すると，過剰な動悸や窒息感といったパニック様症状，下痢・腹痛といった消化器症状，頭痛・肩こりといった筋骨格系の症状，睡眠困難，不定愁訴，倦怠感といった全身症状などが生じるようになり，私たちの生活の質（QOL：quality of life）を大きく低下させる問題へと発展する．

　また，これらの不安に関連した身体症状は，たいへん苦痛度の高いものが多いために，その症状を改善しようと思えば思うほど，その身体部位や身体症状への注意が過敏になり，かえって症状が維持・増悪することがある．またそのような悪循環は，症状に対するとらわれや予期不安を高め，さらなる悪循環を作り上げることになってしまう（図1）．つまり，不安と身体症状は互いに影響を及ぼし合いながら心理社会的問題を形成してしまうことがある．

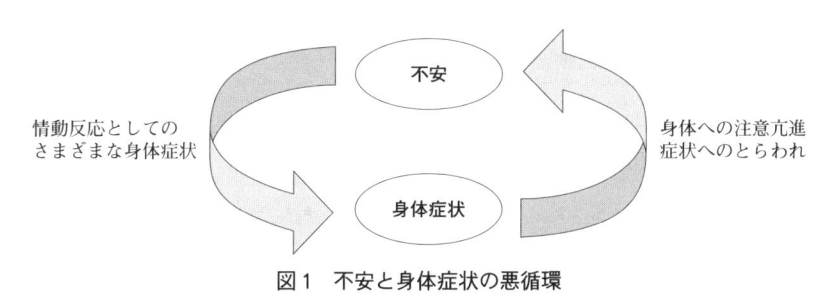

図1　不安と身体症状の悪循環

不安と身体症状の悪循環は，多くの不安障害（たとえばパニック障害や社会不安障害）で認められるが，身体表現性障害などの主に身体症状を主訴とする精神関連障害にも多く認められる．DSM-IV-TR（2000）によれば，身体表現性障害は，表1に示すように7つの下位分類がなされている．この中で心気症には「健康不安」といわれる身体症状に対する誤った解釈やそれに伴う不安が関与していることが明らかにされている．また，身体化障害あるいは鑑別不能型身体表現性障害には，心身症や神経症の身体症状に該当する状態が含まれるが，この障害は，仕事や人間関係に伴う不安や強いストレスがきっかけとなり発症することもある．その他，転換性障害，疼痛性障害，身体醜形障害などにも生活上のさまざまな不安が背景に存在していることが症例報告から示唆されている（DSM-IV, casebook, 1994）．

　さらに，身体症状に関連する不安の問題は，慢性身体疾患患者においても多く認められる．たとえば，がんや心臓疾患の治療においては，苦痛や危険を伴う処置や手術が多いことから，患者には治療に伴うさまざまな不安が生じる．また，退院後においても，患者は長い間再発あるいは症状増悪への不安を抱え

表1　身体表現性障害の特徴

心気症
　　身体症状あるいは身体機能に対するその人の誤った解釈に基づき，重篤な病気にかかる恐怖や，病気にかかっているという観念へのとらわれがある．
身体化障害
　　何年にもわたって持続する疼痛，胃腸，性的，および偽神経学的症状が複数存在する．
鑑別不能型身体表現性障害
　　少なくとも6カ月続く身体的愁訴．一般身体疾患の直接的な作用，あるいは既往歴，身体所見等から予測されるものでは十分に説明できない．
転換性障害
　　随意運動または感覚機能についての説明不能の症状あるいは欠陥があり，その症状に心理的要因が関連していると判断される．
疼痛性障害
　　臨床的関与の中心的な対象が疼痛であり，その発症，重症度，悪化，あるいは持続に心理的要因が重要な役割を果たしていると判断される．
身体醜形障害
　　想像上の，あるいは誇張された身体的外見の欠陥へのとらわれがある．
特定不能の身体表現性障害

（DSM-IV-TR, 2000）

ながら生活することを余儀なくされる．このことから，慢性疾患の治療と予後管理には，病気の治療だけでなく心のケアが重要視されるようになってきた．

以上のように，不安と身体症状との相互作用に関する問題はさまざまであり，この両者の関係を理解していくことが，不安に関連する心理社会的障害を改善していく上で重要であるといえるだろう．そこで本章では，不安に関連して生じる身体症状の問題や，身体症状に関連して生じる不安の問題に焦点をあてて解説する．

2. 心気症

2.1 心気症の特徴

「おなかが痛い」「頭が痛い」などの身体的不調があると，誰しも何か悪い病気にかかっているのではないかという不安をいだくことがある．しかしこの不安は，症状が軽減したり，検査で異常が無いことがわかれば時間とともに消えていく．ところが心気症になると，不安が消えずに「ささいな身体症状は病気の兆候ではないか」「重篤な病気を医師が見落としているのではないか」などの考えにとらわれてしまい，病気への懸念をぬぐうための行為（医療機関で繰り返し検査を受けるなど）を繰り返し行わずにはいられなくなるのである．

心気症は，精神科領域のみならず，一般診療科でも多く見られる障害であり，DSM-IV-TR（2000）によればプライマリケアを受診する患者の2～7％に認められるとされている．心気症の人は，動悸や発汗，痛みや違和感，めまいや咳といった身体症状へのとらわれがあるのが特徴である．そして，この症状を何らかの病気（たとえば，がん，心臓病など）の兆候であると考え，身体症状の意味や原因をあれこれ考えてしまう．また，自分がその病気に罹患しているか否かを確かめるために，繰り返し医師の診察や診断のための検査を受けるが，病気の所見が認められないことがわかっても不安が和らぐことはほとんどない．医師が重篤な病気を見落としているのではないかという懸念から，生活のいろいろな場面で病気に関する情報を集めたり，周囲の人に確認を求める．さらに，これら身体症状や病気へのとらわれは，日常生活における緊張感や身体的覚醒を高めるため，さらなる身体症状が誘発されやすい状態となり，身体症状への

過敏性や病気に対する懸念は増悪することになる（図2： Salkovskis, 1989； Warwick & Salkovskis, 1990）．

また，Silver, et al.（2004）によれば，心気症者の考え方（認知）には，以下のような特徴があることが明らかにされている．これらはいずれも身体的兆候や病気のリスクに対する不合理で偏った考えであり，本人はいずれも理にかなった考えであるかのように思えているが，たがいに矛盾する思考（検査を受けることは良いことだと考えている一方で，検査をすることは病気の兆候があることを意味すると考えてしまうなど）が混在していることから，考えれば考えるほど不安や混乱を増悪させることになってしまう．

・医師はしばしば重大な病気を見落とす．
・常に最新の医学情報を手に入れるように努力しなければならない．
・病気からこの身を守るためには，詳細な検査を行うことのみが唯一の方法である．
・医師が検査をするのは，何か重大な病気の兆候があるからに違いない．
・身体に異常（胸のしこりなど）が無いか，日々確認しなければならない．
・身体の変化は深刻な病気のサインであることが多い．
・少しでも身体に変調があるときは，早く病院に行かないと手遅れになる．

2.2 心気症の治療

心気症の治療に関するこれまでの研究によれば，認知行動療法が心気症の改善に有効であることが示されている（Looper & Kirmayer, 2002； Kroenke & Swindle, 2000）．心気症の認知行動療法は，身体症状に対する誤った解釈を修正するとともに，保証や確認を求める行動を抑制することで病気への不安を消失させることをねらいとしている．

具体的には，不安と身体症状のセルフモニタリングを活用しながら，病気への不安についてアセスメントを行い，どのような身体部位のどのような症状への選択的注意が高まっているのか，その症状をどのような病気の兆候として捉えているか，それは最悪の場合にはどのような結果になると考えているか，また，病気に対する懸念はどのような根拠（情報）や信念に基づいて維持されているのか，そして，健康不安を取り除くために，あるいは不安の結果として，どのような行動が習慣化しているか，などを明らかにしていく．

そして治療的介入では，身体症状が必ずしも病気の前兆でないことを再認識

第9章　不安と身体症状　　179

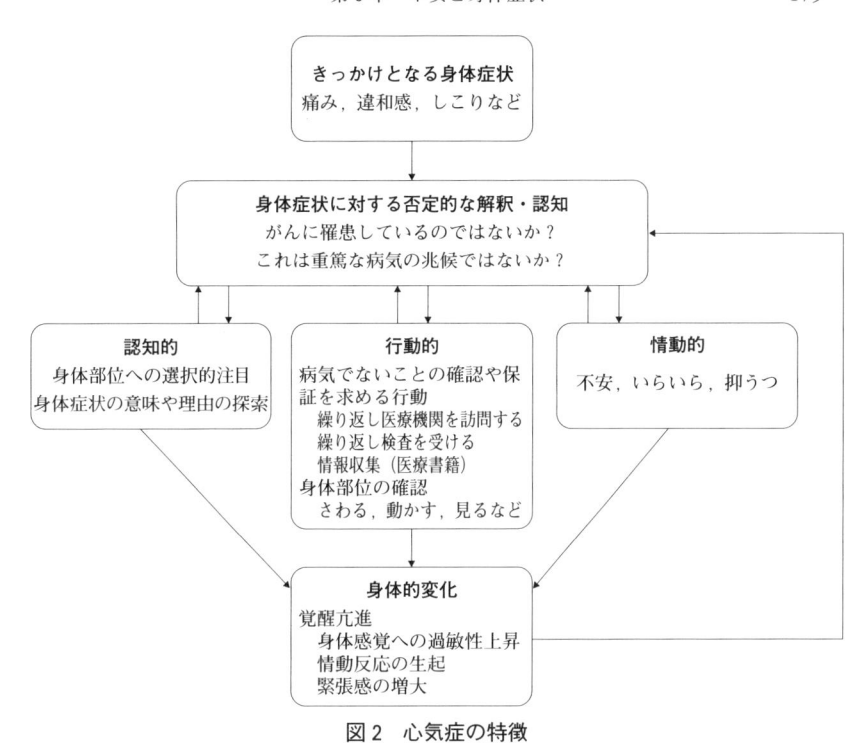

```
┌─────────────────────────┐
│ きっかけとなる身体症状 │
│ 痛み，違和感，しこりなど │
└─────────────────────────┘
             ↓
┌─────────────────────────────────────┐
│ 身体症状に対する否定的な解釈・認知 │←──┐
│ がんに罹患しているのではないか？ │   │
│ これは重篤な病気の兆候ではないか？ │   │
└─────────────────────────────────────┘   │
   ↓           ↓              ↓          │
┌────────┐ ┌──────────┐ ┌────────┐       │
│ 認知的 │ │ 行動的   │ │ 情動的 │       │
│身体部位│ │病気でない│ │不安，  │       │
│への選択│ │ことの確認│ │いらいら│       │
│的注目  │ │や保証を求│ │，抑うつ│       │
│身体症状│ │める行動  │ └────────┘       │
│の意味や│ │ 繰り返し │                  │
│理由の探│ │ 医療機関 │                  │
│索      │ │ を訪問する│                 │
└────────┘ │ 繰り返し │                  │
           │ 検査を受ける│                │
           │ 情報収集 │                  │
           │ （医療書籍）│                │
           │身体部位の確認│               │
           │ さわる，動か│                │
           │ す，見るなど│                │
           └──────────┘                  │
             ↓                           │
         ┌──────────┐                    │
         │ 身体的変化 │──────────────────┘
         │ 覚醒亢進 │
         │ 身体感覚への過敏性上昇 │
         │ 情動反応の生起 │
         │ 緊張感の増大 │
         └──────────┘
```

図2　心気症の特徴
(Salkovskis, 1989 ; Warwick & Salkovskis, 1990 を参考に作成)

するための行動実験や認知的技法が導入される．行動実験の例としては，「気になる身体症状があっても医療機関に行くのを延期し，その間の不安の推移を観察する」「気になる身体部位以外の部位に注意を向け，その部位の身体感覚がどうなるかを観察する」「病気に関する情報収集（インターネット検索や医学書閲覧）を制限し，不安の推移を観察するとともに，その他の活動に取り組む」などがある (Silver, et al., 2004)．また，認知的技法としては，「思考記録表を活用しながら，身体症状についての別の解釈を探す練習をする」「パイチャートテクニック（図3）を活用して，身体症状の原因について別の可能性を探索する」「病気に罹患している可能性について，自分の想定している確率が妥当かどうかを検討する」（図4）などが行われる (Wells, 1997)．

　以上のように，心気症の治療に認知行動的治療パッケージが提唱され，成果を挙げている．しかしながら，治療効果に関する無作為割りつけ比較試験

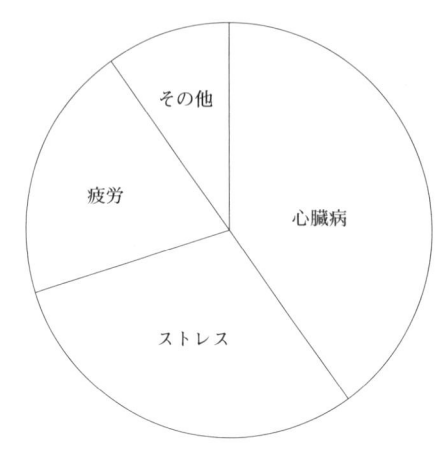

図3　パイチャートテクニックの例（動悸の原因となる理由）

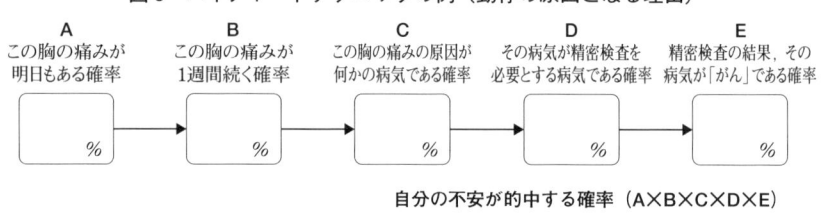

A	B	C	D	E
この胸の痛みが明日もある確率	この胸の痛みが1週間続く確率	この胸の痛みの原因が何かの病気である確率	その病気が精密検査を必要とする病気である確率	精密検査の結果,その病気が「がん」である確率
％	％	％	％	％

自分の不安が的中する確率（A×B×C×D×E）

_____ ％

図4　生起確率の再検討ワークシート

(RCT) は未だ十分に行われていない．Looper & Kirmayer (2002) と Kroenke & Swindle (2000) の報告では，一定のエビデンスが示されているが，今後さらに検討を行う必要があると思われる．また，心気症は比較的罹病期間が長い障害であり，その背後に脆弱要因があることが示唆されているが，どのような要因が心気症の発症・維持・増悪に関与しているかについても明らかにされていない．今後この点を明らかにしていく必要があると思われる．

2.3　事　例

55歳　男性　トラック運転手のPさん　Pさんは，2年前から血圧が高いことが気になっていた．健康診断で降圧剤を飲むように言われ，数週間飲んでいたこともあったが，効果がないので服用を中止してしまった．ところが，昨年

になって同じ団地で3人も脳卒中で倒れた．それから心配になって毎日血圧を測るようになったが，平均して高い状態（140〜150/90〜100 mmHg）が維持されていることから一般内科に受診となった．血液検査においても総コレステロール，中性脂肪などの血圧の変動に関与する指標は正常域であったことから，生活指導による血圧コントロールを行うことになった．

まず，リラクセーション法として自律訓練法を導入したところ，毎日欠かさず1日3回行い，積極的に取り組んでいた．リラックス感は，訓練をはじめて2週目ごろから感じられるようになり，4週目では，「長距離の仕事の日でも少し身体が楽になった気がする」ということを報告している．しかしながら，訓練時の重温感については，なかなか感じられないとの訴えがあった．そして，その後も大きな進展がなかった．

すると第6回目の面接では，重温感がなかなか感じられないこと，血圧の変化が見られないことに対して不安や焦りを訴えるようになった．そして，「1日に何度も血圧を測る」「訓練時に周囲の音が気になって耳栓をする」「1回の訓練を30分以上も行う」「自律訓練法の効果が現れないのは，どこかに病気があるからだと心配する」「脳卒中が心配で脳ドックを受ける」などの心気症的症状が見られるようになった．

そこで，第7回〜15回目の面接において，自律訓練法の進め方について再度指導するとともに，日常生活における問題点や訓練の前後によく浮かぶ考え方についての話し合いを行った．そして，焦燥的な行動パターン，頻繁な血圧測定，病気に対する過剰な不安について再検討し，現在の行動様式や考え方について，他の考え方はないかなどを面接の中で繰り返し話し合った．すると，しだいに「朝，自律訓練法をしているうちに，寝てしまうことが多くなった」「自律訓練法の練習中とても気持ちよく，身体が深く沈む感じがある」などが報告されるようになったり，血圧も安定して正常値を示すようになった．生活に関しても「全般的に楽に過ごせるようになった，以前のような焦りはあまりない」と報告されるようになった．そこで，第20回面接では，今後も自律訓練法を継続することや，健康的な生活習慣を身につけることなどを再度確認し，治療終結となった．

3. ストレス関連障害

3.1 ストレスと心身相関

私たちの身体には，ストレスに適応していくための生体防御システムがあり，自律神経系，内分泌系，免疫系などが相互に影響しあいながら，身体の恒常性を保っている（詳しくは，久保，1996を参照）．しかし，ストレスが長期にわたったり，非常に強いストレスを経験するとこの生体防御システムが不調となり，身体にさまざまな機能的・器質的障害が生じる．たとえば，クラスの友達からいじめられたことを契機に登校を渋るようになった小学生が，朝，登校を促される時間になると，腹痛や頭痛を訴えることや，職場の配置転換によって責任の重い仕事を任されるようになった会社員が，胃腸の調子が悪くなり，空腹時にひどく胃が痛むようになることなどがこれにあたる．

このような機能的・器質的障害をストレス関連障害といい，その中には神経症の身体症状や心身症などが含まれる．表2（佐々木，2000）は神経症と心身症の特徴をまとめたものであるが，表2を見ると，どちらも症状の形成・維持・増悪のメカニズムに不安やストレスといった心理的要因が密接に関与していることがわかる．

表2 心身症と神経症の比較

	心身症	神経症
症状の種類	身体症状の比重が大きい	精神症状の比重が大きい
症状の性質	特定器官に固定して症状が持続	症状が多発．一過性で易移動性
障害の程度	機能障害にとどまらず，しばしば器質的障害を伴う	機能障害
原因・病状形成のメカニズム	体質的・身体的な基盤に心理的・情緒的因子が加わって生じる	心因性
治療	心身両面から総合的な治療が必要	心理療法が中心．補助的に薬物療法を行う
社会適応	過剰適応が多い	不適応が多い

（佐々木，2000を参考に作成）

3.2 不安とストレス関連障害

不安は，ストレス関連障害の発症・維持・増悪に密接に関与している．熊野ら（2000）によれば，身体症状を主訴としてプライマリケアを受診した患者の約4割は何らかの不安の問題を抱えていることが明らかにされている．また，大塚ら（2001）においては，心療内科および神経科に受診した98例のうち，不安障害と診断される症例は全体の約4割を占め，不安症状を訴えるその他の障害も加えると半数以上の患者が不安の問題を抱えていることが明らかにされている．

ストレス関連障害には，循環器系の疾患（本態性高血圧，冠動脈疾患など），消化器系の疾患（消化性潰瘍，過敏性腸症候群など），筋骨格系の疾患（筋緊張性頭痛，書痙など），呼吸器系の疾患（気管支喘息，過喚起症候群など），内分泌・代謝系の疾患（糖尿病，甲状腺機能亢進症など），認知・行動系の症状（不登校，職場不適応，引きこもりなど）などさまざまな病態が存在するため，不安とストレス関連障害との関連を一義的に述べることは難しいが，ストレス関連障害の発症・維持・増悪に及ぼす不安の影響性は次のようにまとめることができる．

第一は，ストレス症状の原因あるいは誘因としての不安である．ストレス関連障害では，発症の誘因となるストレス状況を特定できることが多いが，そのストレスの主要な問題が不安であることが少なくない．たとえば，職場や学校における人間関係に関する不安，あるいは学業や仕事，進路や将来に関する不安などである（野添，1997）．

第二は，ストレス関連障害の発症に伴う二次的な不安である．ストレス関連障害の中には，強い苦痛を伴う疾患，あるいは人前で恥ずかしい思いをするのではないかということを懸念させる疾患がある．たとえば，過敏性腸症候群では，突然に下痢を伴う腹痛が症状として現れることがあるため，トイレに行きにくい場所に出かけることや気を遣う人と面会することへの不安が増大する．また，書痙では，書字中に手がふるえるのを人に見られたら恥ずかしいという想いが不安を増大させる．これらの二次的な不安は，結果として身体的な緊張感を増大するために，さらにストレス関連症状が誘発されやすくなり，不安と身体症状の悪循環を形成してしまう．

第三は，社会適応の妨害要因としての不安である．ストレス関連障害は，薬物療法と心理療法を併用して治療にあたるが，治療の主なねらいは症状の改善とストレス耐性の向上にある．とくに心理療法（心理社会的援助）は，ストレスフルな生活場面に再適応していくためのリハビリテーション的な要素を多く含んでいる．心理的リハビリテーションでは，ストレス対処能力の向上や人間関係スキルの拡充を図っていくが，現実場面でのトレーニングを行う際に不安が妨害要因として作用して治療が停滞することがある．たとえば，不登校の子どもを再登校にむけて段階的にトレーニングするとき，「授業についていけるだろうか」「友達はどんな目で私をみるだろうか」といった学校を休んでいたことによる不安がトレーニングの障害となることがある．また，職場のストレスにより休職した人の職場復帰トレーニングの例でいえば，仕事量を適度に自己調節することや周囲のサポートを有効に活用するなどのストレスマネジメントスキルをトレーニングしようとした際に，「怠けていると思われないだろうか」「能力の無いやつだと思われるのではないか」といった不安が誘発されることがある．

3.3 ストレス関連障害の治療

これまで，ストレス関連障害の治療法としてさまざまな技法が体系化され，効果を上げてきた（表3：佐々木, 2000； Looper & Kirmayer, 2002； Kroenke & Swindle, 2000）．代表的な治療法としては，薬物療法，行動療法（認知行動療法を含む），自律訓練法，交流分析などがある．各技法の理論的背景は異なっているが，ストレス関連障害の治療のねらいは，主に①身体症状改善のための内科的治療，②ストレス因となっている環境の調整や症状の維持・増悪に関連した生活習慣の修正，③リラクセーション技法の習得，④ストレス耐性向上のためのストレス対処スキルや対人関係スキルの拡充などに焦点があてられている．

表3に示される各治療法の効果は，多くの症例研究やオープントライアルなどにおいて確認されてきている．しかし，現状としては無作為割りつけ比較実験（RCT）によるエビデンスは非常に少なく，日本においてはほとんど行われていない．その理由としては，ストレス関連障害に含まれる病態が多様であ

ることや，各種技法の手続きについてガイドラインが作成されているものが少ないなど理由があるが，今後，主要な治療技法については疾患別に実証的なエビデンスを示していく必要があると思われる．

表3　ストレス関連障害に適用される治療技法

　　薬物療法
　　行動療法
　　認知行動療法
　　認知療法
　　生活指導
　　自律訓練法
　　交流分析
　　カウンセリング
　　ソーシャルワーク／ケースワーク
　　催眠療法
　　精神分析療法
　　バイオフィードバック療法
　　家族療法
　　箱庭療法
　　作業療法
　　遊戯療法
　　音楽療法
　　絶食療法
　　東洋的療法（森田療法，内観療法，ヨーガ等）

3.4　事　例

28歳　女性　会社員のＸさん　Ｘさんは，旅行中や仕事中に何度か急激な腹痛と下痢を経験したことを契機に，緊張する場面やトイレに行きにくい状況になると「またあのような経験をするのではないか」という不安に襲われるようになってしまった．最近では，症状が悪化し，実際に腹痛や下痢を経験することも頻繁になり，仕事に支障が出てきたので心療内科に受診となった．

Ｘさんの不安は，主に移動中の車や電車の中，商談中，友人との会食中，映画などトイレに行きにくい状況などで頻繁に生じていた．また，前日に飲みすぎたときや仕事上のストレスが多いときなどはさらに状態が悪くなる．最近は，防衛手段として下痢止め薬を常用したり，便意がないのに何度もトイレに行くこと（安全確保（希求）行動）で自分を安心させていた．しかしそれがかえっ

て排便リズムをくるわせてしまい,「便意がいつ生じるか」という不安が強くなっていた.しかし,Xさんはこのような不安を抱えながらも,日々忙しい仕事や接待をこなしていたが,それが生活全般のストレスを高め,結果として身体症状を悪化させているようにも思えた.

そこで,生活全般のストレス緩和や不安の軽減,自律神経機能の調整などを目的として自律訓練法を導入した.また,腹痛の誘因となる「飲みすぎ」や「過労」を少なくするために,仕事の進め方や食生活の改善をねらいとした目標を設定した.すると,しだいに不安は低減し,腹痛を感じる回数は少なくなってきたが,重要な商談や車での長距離移動のときなど,トイレに行くことが困難な状況では依然として不安が高く,防衛手段として下痢止め薬を服用したり便意がないのに何度もトイレに行く生活が続いていた.

そこで,腹痛への不安を避ける行動が,かえって不安と身体症状との関連を強めてしまっていることを心理教育するとともに,下痢止めの使用や便意がないのに何度もトイレに行くことを制限し,不安や腹部の違和感が落ち着くまで様子を見るという練習を行うことにした(曝露反応妨害法).また,それと併行して,「商談中はトイレに行ってはいけない」「下痢をしてトイレに行ったことを周りの人に知られたら,とても恥ずかしい」などの不安を誘発させる過剰な考え方の変容をねらいとした面接を行った.

すると,しだいに「腹部に違和感があっても必ず下痢になるわけではない」「トイレに行くことを忘れている日もある」などが報告されるようになり,腹痛や下痢に対するとらわれは改善していった.また,その後の経過の中で,重要な商談をトイレのことを気にせずのり越えた経験が何度かあり,この経験を通して自信が高まってきたことから,治療終結となった.

4. 身体疾患に伴う不安

4.1 慢性身体疾患と不安

近年の生命医科学の発展や医療技術の進歩に伴い,慢性疾患患者の生命予後は飛躍的に改善した.しかしその一方で,侵襲性の高い手術や処置,臓器移植,化学療法や抗がん剤の副作用などといった高度先進医療に伴う患者の心理社会

的問題はむしろ増加傾向にある（鈴木・笠貫，2003）．その中でも不安は大きな問題として指摘されるようになっている．たとえば，岸・ケーソル（1999）によれば，総合病院の一般内科病棟において多く見られる情動的・行動的問題としては，不安，うつ，精神疾患，焦燥，自殺，非協力などがあるが，なかでも不安は高率であり，調査を行った105例中35例に認められている．これら患者の身体疾患として挙げられているものは，循環器疾患，消化器疾患，呼吸器疾患，腎疾患，代謝疾患，血液疾患，感染症，膠原病などさまざまであり，不安の問題は多様な病態において認められていることがわかる．さらに，ワイス（1999）は，プライマリケア医師，あるいは一般内科医の精神症状に関する診断能力の乏しさや精神的問題に対する意識の低さを考慮すると，精神科に照会される症例の何倍もの身体疾患患者に情動的・行動的問題が存在する可能性があると指摘している．特にこのような問題は，がんや心臓病など，治療ストラテジーが臓器あるいは病態別に専門化している疾患ほど深刻である．

4.2 がんと不安

「がん」という言葉からは末期患者の死への不安がイメージされるかもしれないが，がん医療における不安の問題は，診断のための検査からはじまり，治療期，退院後の生活，再発，終末期とあらゆる治療ステージにおいて患者のQOLを低下させている．山脇・皆川（1997）によれば，各治療ステージにおいてがん患者は表4に示すような心理社会的問題を呈することが示されている．これを見ても不安が患者のQOLと密接に関わっており，がん治療と併行して患者の精神的ケアを行うことが重要であることがわかる．

また，Derogatis, et al.（1983）の調査によれば，がん患者の精神医学的問題をDSM-IIIに基づいて診断すると，43％の患者に何らかの精神科的診断が認められる．主な診断としては，適応障害（不安・抑うつ気分を伴うもの）63％，大うつ病13％，せん妄等8％であった．そして，精神的問題の内容としては，告知等に伴って生じる医学的情報に関連する混乱・不安（91％），家族等の周囲の人間への不安（82％），自己への葛藤（55％）などが挙げられていた．

表4 がん患者の心理

症状の自覚と精密検査	大丈夫だという気持ちと最悪の結果を恐れる気持ちの揺れ動き 検査のストレス 医療スタッフの言動に敏感になる
診断・告知	「頭が真っ白になる」 絶望感,挫折感,混乱,不安,恐怖,悲哀,無気力 食欲不振,不眠,集中力低下
治療期	治療法の選択に関わる不安,混乱 治療に対する不安 治療の苦痛への怒り
退院後の生活	再発の不安 心気的状態
再発・再入院	初期治療失敗への怒り 病気の進行や予想される痛みへの不安 医療機関から見放されることへの不安 身体機能の低下に伴って,人に頼ることへの心理的苦痛
終末期	さまざまなレベルでの恐怖(先行きが不明なこと,孤独,自制を失うこと,家族との別れ,傷みや苦痛など) 悲嘆,後悔,自暴自棄

(山脇・皆川,1997を参考に作成)

4.3 心臓病と不安

不安は心臓疾患の罹患率や死亡率を高める要因であることが,これまで多くの研究で示されてきた.たとえば,Kawachi, et al. (1994) は,不安は冠動脈疾患の死亡率と心臓突然死の予測因子であると報告している.また,Fransure-Smith, et al. (1995) においても,不安は心筋梗塞後の心事故(再梗塞など)の独立した予測因子であると報告している.このように,心臓疾患患者のケアにおいて不安の管理は重要な課題となっている.

一方,心臓疾患に罹患することによる不安の問題も多く指摘されている.たとえば,不整脈(心房細動)患者の心理社会的問題について調査を行ったSuzuki & Kasanuki (2004) の研究によれば,心房細動を有する患者の29.5%は,外出困難などの広場恐怖症状を呈していることが明らかにされている.また,Kobayashi, et al. (2004) の研究によれば,不整脈疾患の治療のために植え込み型除細動器(ICD)を体内に移植した患者の26.6%に心的外傷後ストレス障害(PTSD)の診断基準に合致する不安症状が見られ,55.4%の患者が

広場恐怖（外出困難など）の診断基準に合致するのである．これらの報告は，心臓疾患に罹患したことや心臓疾患の治療が患者の不安を高め，生活困難を引き起こし，QOLを低下させていることを意味している．この点からも心臓疾患患者における不安のケアは重要な課題であるといえよう．

4.4　リエゾン臨床心理学

　心のケアに関するニーズの高まりは，身体疾患の患者においても例外ではない．また，患者中心の医療および全人的医療への社会的要請の高まりもあり，一般病棟に入院している患者，あるいは一般診療科に外来通院する患者に対する心のケアシステム確立が急務となっている．これまで精神症状を呈する身体疾患患者のケアは，精神科によるコンサルテーションリエゾン活動がその役割を担ってきたが，今後は精神症状の緩和だけでなく，より積極的に患者の心理社会的問題をサポートしていくための取り組みが求められるようになるであろう．

　しかし，このようなニーズの高まりに反して，日本における病院内での心理士の活動内容とその範囲は欧米に比べて非常に限定的である．その理由として，医療チームの一員として心理士を活用していくシステムが確立されていないことが挙げられる．現状としては，精神科等に所属する少数のスタッフが精神科医と協力しながら限定的に患者のケアを行っている程度であり，病院というケアシステムの一機能として心理士が活躍できるための組織づくりとその根拠となる法整備が急務である．

4.5　事　例

循環器内科病棟に入院している30歳女性のQさん　Qさんは，致死性発作のリスクがある重症不整脈疾患に罹患している．現在は内科的治療および薬物療法により症状は安定しているが，突然死のリスクをなくすためには，外科的治療によりICDを体内に植え込む必要があると主治医より告げられている．自分の命を救うために機器の植え込みが必要であることは頭ではわかるのだが，どうしても心では受け入れることができない．「胸に傷が残る」「機器のふくらみが外から見える」など考えるととても不安になり，その治療を行う決心がつか

ない状態であった．また，不安のために夜眠れないなどの症状も出てくるようになり，主治医の依頼でカウンセリングが導入された．

カウンセリングでは，ICDを入れることのメリット，デメリット，薬物療法にて経過観察することのメリット，デメリットについて，ゆっくりと時間をかけて整理をしていった．するとQさんは，「自分はICDを入れることのデメリットと薬物療法のメリットばかりを考えていたが，ICDを入れることのメリットや薬物療法のデメリットについてもしっかり考えていくことが必要だ」と思えるようになり，不安や不眠の症状が改善されてきた．そして，ICDを入れることのメリットや薬物療法のデメリットについてさらに整理していったところ，ICDの植え込み手術を自己選択することができるまでになった．その後Qさんの手術は成功し，退院して現在は元気に不安もなく暮らしている．

Derogatis, L. R., Morrow, G. R., & Fetting, J. 1983 The prevalence of psychiatric disorders among cancer patients. *JAMA*, 249, 751-757.

Fransure-Smith, N., Lesperanse, F., & Talajic, M. 1995 The impact of negative emotions on prognosis following myocardial infraction : Is it more than depression? *Health Psychology*, 14, 288-389.

Kawachi, I., Sparrow, D., Vokonas, P. S., & Weiss, S. T. 1994 Symptoms of anxiety and risk of coronary heart disease : The normative aging study. *Circulation*, 90, 2225-2229.

岸　泰宏・ロジャー・G・ケーソル 1999 The high acuity (Type IV) integrated medicine and psychiatry treatment program：日本にこの治療モデル導入は可能か．松下正明（監修）先端医療とリエゾン精神医学．金原出版, pp. 19-25.

Kobayashi, S., Suzuki, S., Tanizaki, K., Matsuda, N., Kasanuki, H., & Kamo, T. 2004 Psychosocial adaptation of patients with implantable cardioveter defibrillator. World Congress of Behavioral & Cognitive Therapies in Kobe, Japan.

Kroenke, K. & Swindle, R. 2000 Cognitibe-behavioral therapy for somatization and symptom syndromes : A critical review of control clinical trails. *Psychotherapy and Psychosomatics*, 69, 205-215.

久保千春 1996 心身医学標準テキスト．医学書院．

熊野宏昭・鈴木伸一・大塚明子 2000 プライマリケアと心療内科．久保木・熊野・佐々木（編）心療内科．星和書店, pp. 248-259.

Looper, K. J. & Kirmayer, L. J. 2002 Behavioral medicine approaches to somatoform disorders. *Journal of Consulting and Clinical Psychology*, 70, 810-

827.
野添新一　1997　ストレス社会を生きる：心身症の原因と治療．旺史社．
大塚明子・形岡美穂子・村中泰子・川村有美子・鈴木伸一・熊野宏昭　2001　心療内科・神経科における認知行動療法の治療過程の指標に関する研究．日本行動療法学会第 27 回大会発表論文集，153-154．
Salkovskis, P. M.　1989　Cognitive-behavioral foctors and the presence of intrusive thought in obsessional problem. *Behavior Research and Therapy*, 27, 677-682.
佐々木　直　2000　心療内科の基礎知識．久保木・熊野・佐々木（編）心療内科．星和書店，pp. 10-40．
Silver, A., Sanders, D., Morrison, N., & Cowey, C.　2004　Health Anxiety. In Bennett-Levy, J., Butler, G., Fennell, M., Hackmann, A., Muller, M., & Westbrook, D. (Eds.) *Oxford guide to behavioral experiments in cognitive therapy*. Oxford University press.
鈴木伸一・笠貫　宏　2003　不整脈と QOL．杉本恒明・井上　博（編）不整脈．メディカルレビュー，pp. 153-160．
Suzuki, S. & Kasanuki, H.　2004　The influences of psychosocial aspects and anxiety symptoms on quality of life of patients with arrhythmia. *International Journal of Behavior Medicine*, 11, 104-109.
トーマス・N・ワイス　1999　コンサルテーション・リエゾン精神医学に関する総論：その誇るべき過去と輝ける未来．松下正明（監修）先端医療とリエゾン精神医学．金原出版，pp. 1-10．
Warwick, H. M. C. & Salkovskis, P. M.　1990　Hypochondriasis. *Behavior Research and Therapy*, 28, 105-117.
Wells, A.　1997　*Cognitive therapy of anxiety disorder : A practice manual and conceptual guide*. Wiley.
山脇成人・皆川英明　1997　サイコオンコロジーの歴史と発展．精神療法，23(3), 3-11．

編集部注：本章に紹介されている事例はプライバシー保護のため改変してある．

第10章

不安とストレス対処

杉浦義典

1. ストレス対処は不安障害の理解にどのように役立つか

不安障害を理解するために，ストレス対処の研究は少なくとも2つの点で有用である．①ある種の対処方略は不安症状の増強・維持要因となる．②効果的な介入は，適切な対処を増進させるものである．最初に議論の前提として，ストレス対処方略という概念について吟味しておきたい．

第一の問題は，不安と対処の境界線である．一般には，不安があるので対処するような直列的な理解がされるが，近年では自動的になされる脅威の評価と，より能動的な制御過程という2つのレベルの相互作用として不安を理解する（LeDoux, 1996 ; Wells & Matthews, 1994）．このようなモデルでは，対処は情動という過程の一部であり，必ずしもどちらが先行するというものではない．対処を特徴づけるのは，統制的な過程であるという点である．第二の問題は，対処方略はそれ自体適応的なのか，である．ストレス対処理論の提唱者であるLazarus & Folkman (1984) は，対処をその結果ではなく，意図で分類している．つまり，効果的であるかどうかは対処方略の定義には含まれない．よって，不安を強める対処もありうる．

本章では，第2節と第3節では不安を増強・維持する対処方略について，第4節と第5節では不安を低減するような対処方略について述べる．最後の第6節で，対処を論ずる意味に再び立ち返りたい．

2. 回避も接近も不安を増強する

対処方略は，接近型－回避型という2種類に大別される．不安は，危険を避

けることに関連した情動であり，危険に警戒するとともに（接近），そこから逃げること（回避）が重要となる．よって，回避型，接近型の双方の対処が不安障害と関連する．

2.1 回避的対処と不安

回避的対処と不安との関連を扱った研究には2つの流れがある．第一は，回避的対処スタイルが不安障害の脆弱性であるとするものである．Spira et al. (2004) は，非臨床群を対象に，回避とパニック症状との関連を検討した．回避的対処スタイルの人は，実験室で二酸化炭素の多い空気を吸入したときに，より多くの身体症状を報告した．ただし，身体感覚の破局的解釈や客観的に測定された生理指標（皮膚電気反応）には差が見られなかった．つまり，回避的対処方略は一部のパニック症状についての脆弱性である可能性がある．Muris, et al. (1996) は，非臨床群を対象に，思考抑制（特定の思考内容を回避する）傾向と強迫症状の関連を縦断調査で検討した．その結果，思考抑制傾向は12週後の強迫観念の頻度を予測していた．

一方，回避的対処の中には，回避していることを本人が十分に自覚していないものがある．自己欺瞞や抑圧と呼ばれるものであるが，これらは不安を低めるように作用する．Werhun & Cox (1999) は，パニック障害の脆弱性と考えられている不安感受性が自己欺瞞や否認とは負の相関を示すことを見いだしている．また，Palyo & Beck (2005) は，抑圧型と心的外傷後ストレス障害 (post traumatic stress disorder ; PTSD) との関連を検討し，抑圧型の人は症状が弱いことを見いだしている．おなじPTSDでも，より意識的な回避的対処とは正の関連が得られた (Hunt & Evans, 2004)．

第二は介入の阻害要因としての回避的対処の研究である．不安障害の介入では恐れている対象に直面化させるエクスポージャーが有効である．しかし，エクスポージャーの最中に気晴らし（ディストラクション）をすると，その効果が減少してしまうという知見が多く得られており，Foa & Kozak (1986) の情動処理 (emotional processing) モデルによって説明されている．不安障害の人は，不安と様々な脅威情報が結合した認知構造（感情ネットワーク）が強固に形成されている．不安の低減には，このネットワークが活性化された状態で，

脅威的でない情報が取り入れられること（情動処理）が必要となる．しかし，ディストラクションは，不安のネットワークの活性化や，新しい情報の取り込みを阻害してしまうと考えられる．

しかし，気晴らしは常に有害なわけではない．Telch et al.（2004）は閉所恐怖症の人を対象に，エクスポージャーの最中に注意容量を必要とするディストラクション課題をさせると，不安の低減が妨げられることを見いだした．一方，不安とは関連のない言葉をイメージしてもらう課題（さほど注意資源を必要としない気晴らしと考えられる）では，阻害効果はみられなかった．この場合，ディストラクションの悪影響は，不安と矛盾する情報を取り込むための処理資源の枯渇による可能性がある．Johnstone & Page（2004）は，クモ恐怖の人を対象に，エクスポージャーの最中にクモとは関連のない会話をさせる条件では，クモに集中する条件よりも，不安が低減し，自己効力感が高まることを明らかにした．会話という形のディストラクションは，「クモを前にしても，会話ができた」という達成感をもたらしたのかも知れない．これらの結果から，自分の認知を修正できるかどうかがポイントとなることが示唆される．Sloan & Telch（2002）は，自分の認知内容を吟味させると（「この危険は本当か？」），エクスポージャーの効果が向上することを見いだしており，認知内容の重要性を裏打ちしている．

2.2 接近型対処と不安

接近型対処が不安を増強するという知見もある．Miller（1987）は脅威事態に対して情報を収集するか回避するかという違いは，ある程度一貫した個人差である（monitoring-blunting）と考え，それを測定する尺度 Miller Behavioral Style Scale（MBSS）を作成した．Muris et al.（2000）は，非臨床群を対象に，情報に接近する monitoring がパニック傾向と関連することを見いだしている．

接近と回避という対照的な方略がいずれも不安と関連するという結果は，一見矛盾するようであるが，Miller（1987）は，情報の収集と回避は独立の次元であるとしており，Lazarus & Folkman（1984）は，対処の過程では通常複数の対処方略が採用されるとしている．実際，以下に述べる心配のように，接近と回避が織り混ぜられた方略も存在する．

3. 症状固有の対処方略

第2節では，MBSSのような尺度で測定される一般的な対処スタイルに着目した研究を検討した．一方，症状そのものとなっている対処方略（安全希求行動）もある[注1]．ここでは，強迫性障害と全般性不安障害を例に検討する．

3.1 灯台もと暗し：繰り返しの確認は記憶を損ねる

強迫性障害（OCD）は，強迫観念と強迫行為という2種類の症状からなる．強迫行為は，強迫観念に由来する苦痛を低減するための方略と考えられる．ただし，強迫症状は非常に多様であるため，一概に論じることは難しい．ここでは，もっとも代表的な確認行為のメカニズムを考えてみる．戸締まりや火の元を確認する症状はなぜしつこく繰り返されてしまうのだろうか．Salkovskis（1985）は，予想される脅威を防ぐ責任を過剰に感じることが，人を確認に駆り立てると考えた．MacDonald & Davey（2005）は，自分の（否定的な）情動の誤解というメカニズムが責任感と相互作用すると考えている．この背景には，目の前の課題とは関連のない気分が，人の判断（例「自分はこの課題をきちんとこなしたか」）に影響するという気分情報仮説（mood-as-input. Martin, et al., 1993）がある．MacDonald & Davey（2005）は，健常対象者に，綴りや句読点の間違いをランダムに混入させたテキストを校正する課題を行わせた．4つの指標（確認をした総数，1行あたりの再確認の最大回数，再確認した行数，確認にかけた時間）に基づいて検討した結果，「可能な限りたくさん」という教示（責任感を高める）と否定的な気分が組み合わされたときに，確認が繰り返されることが示された．否定的な気分は「確認が十分でない」サインとして誤解されたのであろう．

確認症状のメカニズムとして，記憶の障害が指摘されることもある．カギを閉めたかどうかの記憶が曖昧なため，確認を繰り返さずにはいられないという説明である．しかし，記憶障害の存在を肯定する知見と否定する知見は入り乱れている（杉浦，2002）．一方，確認行為を繰り返すことで，記憶を損ねることを明らかにした研究がある．van den Hout & Kindt（2003）は，健常者を対象に，コンピュータ上で操作可能なリアルなガスコンロのアニメーションを用

いて，確認行為をさせる実験を行った．その結果，確認を行うと，自分が確認をしたという記憶の鮮明さや細部が失われ，（おそらくその結果として）記憶への自信が低下することが分かった．

確認行為は，予想される脅威を慎重に防ぐという一見明確な意図をもっている．しかし，情動の誤解や，記憶への悪影響など，本人の気づかぬ形で病理を増強していると考えられる．

3.2 心配の二面性：全般性不安障害における接近と回避

心配は，全般性不安障害（generalized anxiety disorder；GAD）の中心的症状である．強迫観念とも類似しているが，より能動的な思考であり，ストレスをもたらすような問題の解決を志向している（Borkovec, et al., 1983）．杉浦 (2003) は，心配は問題解決を志向して始まるが，考え続けることに固執することで，結果的に問題の解決が阻害され，最終的に制御困難になることを見いだしている．平たく言えば，問題について一生懸命考えることが，心配を増強し，不安を維持するのである．心配は接近型あるいは問題焦点型対処の極端な例といえる．

一方，心配は生理的喚起を回避する方略であるとする説もある．心配の内容は，イメージよりも言語が優勢である．Borkovec et al. (1991) は，イメージを避けることでそれと密接に結合した生理的喚起を回避する機能があると考えた．心配に接近と回避が共存していることは心拍数を用いた生理学的研究からも明らかになっている（Thayer, et al., 2000）．GADの患者に脅威語を提示すると，脅威語の提示が予期されるときは心拍数の低下が（脅威への選択的注意を示す），脅威語が提示された後は心拍数の上昇（防衛的な回避反応を示す）がみられた．脅威への注意も回避も非常に短時間に自動的に生じていた．

3.3 相互作用するシステムの中の対処方略

症状に固有の方略に関する研究は，各々の不安障害に関する説得力のある仮説を提供しているが，それが十分な説明かどうかは慎重になる必要がある．例えば，van den Hout & Kindt (2003) の研究は健常者を対象としているため，確認行為が，もともと記憶障害を持たない人にも，記憶の問題を生じさせるこ

とを示している．つまり，確認という方略に内在する性質を明らかにしているが，臨床的な OCD における記憶障害の有無については語っていない．

Borkovec & Sharpless（2004）によれば，不安は認知，生理，行動，対人関係などが相互作用するシステムである．この考え方のもとでは，ある特定のサブシステムの変化は，波及的・双方向的に他のサブシステムにも影響し，結果的にシステム全体に変化をもたらす．このような観点からは，個々の方略というサブシステムの性質を十分に明らかにする研究と，それらが他のサブシステム（認知アーキテクチャ，生理的反応など）とどのように相互作用するのかという研究が両輪として必要である．例えば，心配の内容や持続性を検討すると，それが問題解決を志向しているという特徴が浮かび上がるが，認知システム以外との関連をみれば，生理的喚起の回避という機能が見えてくる．

4. 不安を低減する対処方略とは

第2節と第3節で，不安を増強・維持する対処方略の性質が明らかになった．これらの議論をヒントに，ここでは，不安を低減する対処方略はどのようなものかを考えたい．

4.1 情動をよく知ることが重要

接近型－回避型という分類以外に，問題焦点型，情動焦点型，回避型という対処の分類も非常に一般的である（Endler & Parker, 1990）．回避型と情動焦点型はより不適応的と考えられている．しかし，Stanton & Franz（1999）は，情動焦点型対処方略を測定する尺度を丹念に検討し，問題点を明らかにしている．①情動への接近と回避という2種類が混在している．②情動への接近を含む尺度が少ない．③対処とその結果としての否定的な情動が混在している．実際，既存の情動焦点型対処方略の尺度項目を194名の専門家に判断させると，症状そのものを測る項目が多かった．

つまり，既存の尺度で情動焦点型対処方略と精神症状に強い関連が見られても，③の問題に由来する可能性が高い．一方，情動への接近的な方略はこれまでの研究では盲点であったが，情動を自覚し適切に把握することは適応的な効

果をもたらす可能性がある．自分の情動を誤解することが不安障害の病理にかかわっている（パニック障害における不安反応の破局的誤解，否定的な気分を課題の未解決感と混同することによる確認の持続，など）．逆にいえば，自分の情動を正確に理解しそれを利用する能力，つまり，情動知能（emotional intelligence）が重要となる．Mennin, et al.（2005）は，GAD の人は，自分の情動を正確に理解することを含む情動制御に問題があることを見いだしている．また，Hunt & Evans（2004）は情動知能と PTSD 症状が負の相関を示すことを見いだした．

4.2 距離をおくことが重要

多くの不安障害に共通して，常に脅威に対して警戒する注意バイアス（vigilance）が見られ，また否定的な問題にとらわれてしまう傾向（preoccupation）が見られる．脅威に注意を向けることは，それを防ぎ問題を解決するために役立つ．しかし，注意に柔軟性が欠如すると否定的な結果につながる（Thayer et al., 2000 ; 杉浦, 2003）．よって，問題に能動的に取り組みながらも，そこから距離をおく柔軟性が重要となる．Sugiura（2004）は，距離をおいた客観的な認知スタイルが，問題解決を促進することを通じて心配を低減することを見いだしている．

4.3 能動的な対処が重要

第1節でも述べたように，対処は能動的な過程とされている．しかし，Compas et al.（1997）は対処には能動的なものも不随意的なものも存在することを指摘している．実際，Thayer et al.（2000）の知見は，GAD における接近と回避が自動的に生じていることを示唆している．また，慢性的な心配のように，習慣化した行動も，ある意味で自動的な過程である．習慣化して固定化した反応は，環境の変化に対応できず，不適応につながりやすい．よって，能動的で自覚的な方略の選択が必要である．

4.4 何のための対処か

認知行動療法では，患者に適切な対処方略を涵養することを目指している．

しかし，その技法が，患者によって安全希求行動に転用されてしまう場合がある．問題について分析するスキルは，自分の否定的な認知を修正するために用いれば良いが，心配という形に転じてしまうこともある（杉浦, 2003 ; Wells & Matthews, 1994）．パニック障害の場合，深呼吸をして，破局的認知の暴走を落ち着かせるのであれば良い．しかし，呼吸を整えれば心不全は防げると考えていれば，それは症状を維持する安全希求行動である．つまり同じ方略も，どのような目的で行っているかが重要となる．

対処の目的を考えるとき，不安障害の人が最終的に何を望んでいるのかも大切である．苦しい不安を取り除くことだけが目標となってしまうことは，結局人生が不安に振り回されていることにほかならない．不安は不安で抱えつつ，自分の目標に向かって前進する，といった目標は古くは森田療法，近年では，アクセプタンスやマインドフルネスといったアプローチで重視されている（第5節で詳述）．

5. マインドフルネスの可能性

第4節の議論から，適切な対処方略を安全希求行動と区分するポイントが明らかになった．適切な対処方略を検討することは介入技法とも直結する．ここでは，第4節の議論を踏まえて，不安を低減する対処方略のひとつとしてマインドフルネスについて検討したい．

5.1 マインドフルネス

近年，認知行動療法の新しい流れとして，マインドフルネスというものが着目されている．マインドフルネスは「判断をせずに現在の体験に能動的な注意を向けること」と定義されている（Kabat-Zinn, 1990）．判断をせずにという部分は，不安障害の人に見られる破局的な認知を緩和すると考えられる．同時に，現在の体験に能動的な注意を向けることで，自分の認知を反証する情報を取り入れたり，適切な対処を選択することも可能になる（Baer, 2003）．自分の情動をよく知ることにもつながるだろう．類似した概念として，アクセプタンス（Hayes et al., 1999）がある．Hayes et al. は，不安などの内的体験を不快なも

の，あってはならないものとして回避することや，自分の思考を文字通りに受けとめてしまうことが様々な精神病理の根底にあると考え，このような反応傾向を減らす（acceptance）とともに，自分の価値観にそった目標にあわせて行動する（commitment）ことを重視した．

マインドフルネスはもともと瞑想法に起源がある．呼吸や身体に注意を向けることを通じてマインドフルな態度を涵養することが目指される．Kabat-Zinn et al. (1992) は，GADとパニック障害の混成グループを対象に，マインドフルネス瞑想に基づいたグループ介入を行い，効果を確認している．Levitt et al. (2004) は，パニック障害の患者を，回避的対処群，アクセプタンス群（内的反応に受容的な態度を取らせる），統制群に振り分けた実験を行った．二酸化炭素吸入後の生理的喚起，不安感の自己報告，2回目の実験への参加の意思を比較した．その結果，アクセプタンス群は他の2群よりも，不安感が低く，より積極的に2回目の実験への参加の意思を示した．生理的喚起は3群で同程度であった．Orsillo et al. (2004) は，マインドフルネスをGADに応用するプロトコルを開発している．

マインドフルネスは，2つの意味で旧来の対処方略の枠組みを越えている．第一に，体験を受容することは，それをコントロールすることとは反するものである．それでいて，結果的には不快な認知や情動をも低減させることができる．第二に，不安や抑うつの低減といった治療的活用に加えて，目の前の現実をより深く味わい，充実感を向上させるためにも用いることができる．

5.2 マインドフルネスの測定

マインドフルネスは，介入技法として議論されてきたが，瞑想法を行っていない人もその時々に，マインドフルな状態になることができ，個人差もある．つまり，特定の介入を離れて，望ましい心理的状態あるいは対処方略として捉えることも可能である（Sugiura & Sugiura, 2004）．Baer et al. (2004) のKentucky Inventory of Mindfulness Skills は，（内的・外的体験の）観察，描写，意識的な行動，判断をしない受容という4つの下位尺度からなる．観察をのぞく下位尺度は，様々な心理的不適応と負の関連を示し，健常者と境界性人格障害の人を弁別していた．体験の観察は，定義からマインドフルネスの重要な要

素であるが，Sugiura & Sugiura（2004）は，自己観察はかえって抑うつや心配を増強することを見いだしている．内的・外的体験へ注意を向けることはもろ刃の剣的な特徴を持つのかもしれない．

日本では杉浦・馬岡（2003）が認知行動療法で用いるような技法を自発的に用いるスキルを測定する認知的統制尺度（Cognitive Self-Regulation Skills Scale；CSRS）を開発している．因子分析の結果，論理的分析と破局的思考の緩和という安定した2因子が確認された（表1）．論理的分析はストレス状況を客観的に分析し，積極的に解決に取り組むスキルであり，破局的思考の緩和は否定的な思考が浮かんだときでも，そこから距離をおき，それが暴走することを防止するスキルである．前者は認知行動療法の典型的なスキルであり，後者はマインドフルネスに相当する．

Sugiura et al.（2004）は，共分散構造分析を用いて，破局的思考の緩和が心配の発生，維持にかかわる複数の変数に作用することで，心配を低減する効果を持つことを明らかにしている．論理的分析は破局的思考の緩和を増強することを通じて，間接的に心配を低減していた．これは，通常の認知療法もマインドフルネスを向上させるというTeasdale et al.（2002）の知見と整合的である．つまりマインドフルネスという概念は，瞑想法に限定されないものである．

表1　認知的統制尺度

論理的分析
　そのことが自分にとって何を意味しているのか落ち着いて考えられる
　そうなった理由をいくつか考えられる
　どうしたらよいか，思考や行動の選択肢をいくつか考えられる
　その状況の良い面と悪い面を考え，行動の可能性を探ることができると思う
　自分の状況の捉え方，ものの見方のくせについて考える
　問題を解決するような想像をする

破局的思考の緩和
　よい気分はしないけど，破局的には考えない
　そのような状態から引き起こされると考えられる悪い結果が頭に浮かんでも，それは自分の想像によるものだと思う
　そのような状況でも明るい希望を持ち，逆境を自分の利益に変えられると思う
　その状況から悪い連想を発展させない
　その状況を深刻に考えてしまうとき，いったん考えるのをやめられる

1（まったくできないと思う）〜4（確実にできると思う）の4件法．

6. おわりに

臨床的問題を考える視点はいくつかある．例えば OCD を考える場合，記憶の全般的な欠損（general deficit）に着目する立場がある．一方で，OCD の人に特有の考え方や対処方略に着目することもできる．第3節で述べたシステム論の観点からはこれらのアプローチには優劣をつけがたい．ただ，臨床心理学者の十八番はと問われれば，それは適切な対処方略の処方ではないだろうか．社会文化的な条件が症状を左右するとしたとき，その影響は適切な対処方略の選択が媒介しているかも知れない．同様に，効果的な介入の結果，脳のある部位の過剰／過小な活動が正常化したとする．それでは，効果的な介入はどのような要素からなっているのか．こういった問いにこたえるために，ストレス対処という視点が重要となる．対処方略の中に，精神疾患も，宗教的修行者の姿も，テスト前に緊張する学生の姿も重ね合わせられる．これが，目標であろう．

（注1）　認知行動療法では，これを対処方略とは区別する（サルコフスキス，2002）．しかし，危険を避けようとする能動的な方略である以上，第1節で述べた定義に従えば，対処方略と呼びうるものである．

Baer, R. A.　2003　Mindfulness training as a clinical intervention : A conceptual and empirical review. *Clinical Psychology : Science and Practice*, 10, 125-143.

Baer, R. A., Smith, G. T., & Allen, K. B.　2004　Assessment of mindfulness by self-report : The Kentucky Inventory of Mindfulness Skills. *Assessment*, 11, 1-16.

Borkovec, T. D., Robinson, E., Pruzinsky, T., & DePree, J. A.　1983　Preliminary exploration of worry : Some characteristics and processes. *Behaviour Research and Therapy*, 21, 9-16.

Borkovec, T. D., Shadick, R. N., & Hopkins, M.　1991　The nature of normal and pathological worry. In R. M. Rapee & D. H. Barlow (Eds.), *Chronic anxiety : Generalized anxiety disorder and mixed anxiety-depression*. Guilford, pp. 29-51.

Borkovec, T. D. & Sharpless, B.　2004　Generalized anxiety disorder : Bringing cognitive-behavioral therapy into the valued present. In S. C. Hayes, V. M. Follette, & M. M. Linehan (Eds.), *Mindfulness and acceptance : Expanding the*

cognitive-behavioral tradition. Guilford, pp. 209-242.
Compas, B. E., Conner, J., Osowiecki, D., & Welch, A. 1997 Effortful and involuntary responses to stress : Implications for coping with chronic stress. In B. H. Gottleib (Ed.), *Coping with chronic stress*. Plenum, pp. 105-130.
Endler, N. S. & Parker, J. D. A. 1990 Multidimensional assessment of coping : A critical evaluation. *Journal of Personality and Social Psychology*, 58, 844-854.
Foa, E. B. & Kozak, M. J. 1986 Emotional processing of fear : Exposure to corrective information. *Psychological Bulletin*, 99, 20-35.
Hayes, S. C., Strosahl, K. D., & Wilson, K. G. 1999 *Acceptance and commitment therapy : An experiential approach to behavior change*. Guilford.
Hunt, N. H. & Evans, D. 2004 Predicting traumatic stress using emotional intelligence. *Behaviour Research and Therapy*, 42, 791-798.
Johnstone, K. A. & Page, A. C. 2004 Attention to phobic stimuli during exposure : The effect of distraction on anxiety reduction, self-efficacy and perceived control. *Behaviour Research and Therapy*, 42, 249-275.
Kabat-Zinn, J. 1990 *Full catastrophe living : Using the wisdom of your body and mind to face stress, pain, and illness*. Delacourt.
Kabat-Zinn, J., Massion, A. O., Kristeller, J., Peterson, L. G., Fletcher, K. E., Pbert, L., Lenderking, W. R., & Santorelli, S. F. 1992 Effectiveness of a meditation-based stress reduction program in the treatment of anxiety disorders. *American Journal Psychiatry*, 149, 936-943.
Lazarus, R. S. & Folkman, S. 1984 *Stress, Appraisal, and Coping*. Springer Publishing. (本明 寛・春木 豊・織田正美（監訳）1991 ストレスの心理学：認知的評価と対処の研究．実務教育出版．)
LeDoux, J. 1996 *Emotional brain : The mysterious underpinning of emotional life*. (松本元ら（訳）2003 エモーショナル・ブレイン：情動の脳科学．東京大学出版会．)
Levitt, J. T., Brown, T. A., Orsillo, S. M., & Barlow, D. H. 2004 The effects of acceptance versus suppression of emotion on subjective and psychophysiological response to carbon dioxide challenge in patients with panic disorder. *Behavior Therapy*, 35, 747-766.
MacDonald, C. B. & Davey, G. C. L. 2005 A mood-as-input account of perseverative checking : The relationship between stop rules, mood and confidence in having checked successfully. *Behaviour Research and Therapy*, 43, 69-91.
Martin, L. L., Ward, D. W., Achee, J. W., & Wyer, R. S. 1993 Mood as input : People have to interpret the motivational implications of their moods. *Journal of Personality and Social Psychology*, 64, 317-326.
Mennin, D. S., Heimberg, R. G., Turk, C. L., & Fresco, D. M. 2005 Emotion

regulation deficits as a key feature of generalized anxiety disorder : Testing a theoretical model. *Behaviour Research and Therapy*, 43, 1281-1314.

Miller, S. M.　1987　Monitoring and blunting : Validation of a questionnaire to assess styles of information seeking under threat. *Journal of Personality and Social Psychology*, 52, 345-353.

Muris, P., Merckelbach, H., & Horselenberg, R.　1996　Individual differences in thought suppression. The white bear suppression inventory : Factor structure, reliability, validity and correlates. *Behaviour Research and Therapy*, 34, 501-513.

Muris, P., Merckelbach, H., & Rassin, E.　2000　Monitoring, trait anxiety, and panic disorder symptomatology in normal subjects. *Journal of Behavior Therapy and Experimental Psychiatry*, 31, 21-28.

Orsillo, S. M., Roemer, L., Lerner, J. B., & Tull, M. T.　2004　Acceptance, mindfulness, and cognitive-behavioral therapy : Comparisons, contrasts, and application to anxiety. In S. C. Hayes, V. M. Follette, & M. M. Linehan (Eds.), *Mindfulness and acceptance : Expanding the cognitive-behavioral tradition.* Guilford, pp. 66-95.

Palyo, S. A. & Beck, J. G.　2005　Is the concept of "repression" useful for the understanding chronic PTSD? *Behaviour Research and Therapy*, 43, 55-68.

Salkovskis, P. M.　1985　Obsessional-compulsive problems : A cognitive-behavioural analysis. *Behaviour Research and Therapy*, 23, 571-583.

サルコフスキス, P. M.　(堀越勝・杉浦義典・毛利伊吹・森脇愛子・佐々木淳・管弥生・竹下賀子・小堀　修(訳)　2002　不安障害の認知行動療法. 丹野義彦(編), 認知行動療法の臨床ワークショップ：サルコフスキスとバーチウッドの面接技法. 金子書房, pp. 39-74.)

Sloan, T. & Telch, M. J.　2002　The effects of safety-seeking behavior and guided threat reappraisal on fear reduction during exposure : An experimental investigation. *Behaviour Research and Therapy*, 40, 235-251.

Spira, A. P., Zvolensky, M. J., Eifert, G. H., & Feldner, M. T.　2004　Avoidance-oriented coping as a predictor of panic-related distress : A test using biological challenge. *Journal of Anxiety Disorders*, 18, 309-323.

Stanton, A. L. & Franz, R.　1999　Focusing on emotion : An adaptive coping strategy? In C. R. Snyder (Ed.), *Coping : The psychology of what works.* Oxford University Press, pp. 90-118.

杉浦知子・馬岡清人　2003　女子大学生における認知的統制と抑うつとの関連. 健康心理学研究, 16, 31-42.

杉浦義典　2002　強迫性障害. 下山晴彦・丹野義彦(編), 講座臨床心理学3, 異常心理学Ｉ. 東京大学出版会, pp. 81-98.

杉浦義典　2003　ストレス対処から見た心配の認知的メカニズム. 風間書房.

Sugiura, Y. 2004 Detached mindfulness and worry : A meta-cognitive analysis. *Personality and Individual Differences*, 37, 169-179.

Sugiura, Y. & Sugiura, T. 2004 The structure of mindfulness. In Y. Ito, Y. Sugiura, T. Muto, & Y. Tanno (Chairs), *Be mindful of mindfulness : Developing a "map" of mindfulness and acceptance in cognitive-behavioral therapy*. Symposium conducted at the World Congress of Behavioral and Cognitive Therapies 2004, Kobe, Japan.

Sugiura, Y., Sugiura, T., & Tanno, Y. 2004 *Cognitive self-regulation skills and worry*. Paper presented at the World Congress of Behavioral and Cognitive Therapies 2004, Kobe, Japan.

Teasdale, J. D., Moore, R. G., Hayhurst, H., Pope, M., Williams, S., & Segal, Z. V. 2002 Metacognitive awareness and prevention of relapse in depression : Empirical evidence. *Journal of Consulting and Clinical psychology*, 70, 275-287.

Telch, M. J., Valentiner, D. P., Ilai, D., Young, R. P., Powers, M. B., & Smits, J. A. J. 2004 Fear activation and distraction during the emotional processing of claustrophobic fear. *Journal of Behavior Therapy and Experimental Psychiatry*, 35, 219-232.

Thayer, J. F., Friedman, B. H., Borkovec, T. D., Johnsen, B. H., & Molina, S. 2000 Phasic heart period reactions to cued threat and nonthreat stimuli in generalized anxiety disorder. *Psychophysiology*, 37, 361-368.

van den Hout, M. & Kindt, M. 2003 Repeated checking causes memory distrust. *Behaviour Research and Therapy*, 41, 301-316.

Wells, A. & Matthews, G. 1994 *Attention and emotion*. Laurence Erlbaum.（箱田裕司・津田　彰・丹野義彦（監訳）2002　心理臨床の認知心理学：感情障害の認知モデル．培風館．）

Werhun, C. D. & Cox, B. J. 1999 Levels of anxiety sensitivity in relation to repressive and self-deceptive coping styles. *Journal of Anxiety Disorders*, 13, 601-609.

問題解決療法

金井嘉宏・大澤香織

　問題解決療法は，ストレスを感じる状況でどのように対処するとよいかといったスキルを身につけるための治療法であり，個人の問題解決能力を高めることを目標としている（坂野・金井，2004）．問題解決療法は，問題を効率的に解決するために5つの段階に分類されている．
(1)問題に対する考え方を肯定的にする段階
(2)問題を明らかにする段階
(3)多くの解決方法をブレインストーミングで考え出す段階
(4)適切な解決方法を選択する段階
(5)選択した解決方法を実行し，その効果を検証する段階

(1)問題に対する考え方を肯定的にする

　第1段階の目的は，問題に直面したときにその問題を肯定的に理解できるようになることである．問題に直面したときに，自分が問題に直面していることに気づくとともに，その問題を「チャレンジする機会である」「問題を解決できる」と肯定的にとらえることによって，問題解決に対する動機が高まり，問題解決の行動をとりやすくなる．

(2)問題を明らかにする

　第2段階の目的は，何が問題になっているかを明らかにし，問題解決のための現実的な目標を立てることである．患者は報道レポーターになったつもりで「いつ」「誰が」「どこで」「何を」「どのように」というように問題を順序立てて考える．そうすることによって，患者はあいまいな言葉ではなく，明確で簡潔な言葉を用いて問題を定義することができる．
　この過程を効率的に行うために以下の5つの点に気をつけるとよい．①問題について入手できる事実や情報をすべて集める，②問題に関する事実を簡単で，はっきりとした，具体的な言葉で記述する，③収集した情報のうち，問題に関係のある情報と関係のない情報を区別するとともに，「客観的な事実」と「自分の推測や仮説，

解釈による部分」を区別する，④収集した情報に基づいて，問題をつくり出している要因を明らかにする，⑤現実的な問題解決の目標を設定する．

(3)問題の解決方法をブレインストーミングで考え出す

第3段階では，考えられるアイデアをすべて考える．解決方法の選択肢が多ければ多いほど，効果的な解決方法が得られる確率が高くなる（数の原理）．解決方法を考えるときには，それが有効であるかどうかはまずは考えず（判断延期の原理），考えられる解決方法をできるだけ多く考案し，リストに書き出す．

(4)適切な解決方法を選択する

第4段階では，考え出された解決方法の中から実行するものを選択する．解決方法を選択する際には，①その解決方法を実行することによって当初の目標をどの程度達成することができるか，②その解決方法を実行できる可能性はどの程度か，③その解決方法を行うことによって，どの程度の利益が得られ，どの程度のコストがかかるかという3点について考えるとよい．③については，その解決方法を行うと，得られる利益が最も大きく，コストが最も小さい解決方法を選択する．そして，この段階の最終課題として，選択された解決方法の実行計画を具体的に立てる．

(5)解決方法を実行し，その効果を検証する

最終段階では，選択された解決方法を実行するとともに，得られた結果を観察し，解決方法の効果を評価する．効果を評価するときには，実際に得られた効果と，解決方法を選択する段階（第4段階）で予想された効果を比較する．さらに，問題が解決されたかどうかにかかわらず，問題を解決しようとした自分にご褒美を与えること（自己強化）が重要である．問題解決療法を用いた具体例を表に示す．

問題解決療法の適用範囲

問題解決療法は大うつ病や軽症うつ病，社会恐怖や広場恐怖，がん患者の不安や抑うつ，薬物乱用といったさまざまな問題に対して有効な治療技法である（大澤ら，2004）．軽度うつ症状に対する問題解決療法の効果と薬物療法の効果をメタ分析によって比較した研究によると，治療が終了したときには薬物療法の方が有効であったが，治療が終わってから10ヵ月が経過した時点では薬物療法に比べて，問題解決療法の方が効果の大きいことが示されており，問題解決療法は長期にわたって患者に効果をもたらすことがわかっている（境ら，2004）．

問題解決療法は，患者がある程度の認知機能を備えていなければ，問題解決スキルの向上は困難であると考えられていた．ところが，Nezu, et al. (1991) は精神的問題を抱えた精神遅滞の患者を問題解決療法と主張訓練を実施した群，およびウェイティング（待機）リスト統制群に配置し，治療効果の検討を行ったところ，問

題解決療法は患者の知的機能のレベルにかかわらず適応行動を促し，症状は減弱した．

また最近では，問題解決療法は性的加害者が犯罪行為をおかすリスクを減少させる効果もあることが示されている（Nezu, 2003）．PROJECT STOPと呼ばれる研究プロジェクトでは，性的加害者に対して個別にケースフォーミュレーションを行い，犯罪行為をおかす脆弱性の個人差に合わせて治療が行われている．このプログラムを終結した患者には適応行動が増加したり，再犯率が減少するなど，有意な改善が認められている．このように，問題解決療法の適用範囲は非常に広い．それは問題解決療法が一人一人の患者のニーズに合わせて援助することを重視した技法であるためであろう．

表　問題解決療法の具体例

問題を明らかにする
何もする気がしないのに，毎日家族のために献立を考えて食事を作るのが苦痛．
目標：苦痛を感じることなく，家族に食事を作る．

解決方法をブレインストーミングで考える
① 週末にまとめて数日分の献立を考える．
② 家族に手伝ってもらう．
③ 外食に行く．
④ スーパーのお惣菜に頼る．
⑤ 食事を作らない．
⑥ 時々③，④を採用しながら，①と②の組み合わせ．

適切な解決方法の選択
③と④は献立を考えなくてすむし，食事を作る手間も省けるが（短期的効果），長期的に見ると食費が多くかかり，塩分や油分の摂りすぎも心配．また，食事を作るという目標が達成されないし，自分を責めてしまいそう．⑤も短期的に自分の苦痛を和らげることはできるが，目標は達成されない．自分の体調と相談しながら具体的にどのように対処すればよいかがわかるため，苦痛が和らぐ可能性は高く，家族に食事を作るという目標を達成できるという点から，⑥を採用．

解決方法の実行と効果の検証
週末，家族が食べたいと希望するものを聞きながら，家族とともに献立表を作り，それをもとに買い物に行った．献立表をもとに買い物をするため，余計なものを買う必要はなく，買い物がスムーズにできた．体調がおもわしくない時はスーパーのお惣菜を使うなどの方法を使ったが，家族が自分の体調のことを理解し，時々家族が手伝ってくれたり，自分のかわりに作ってくれたりするようになった．

Nezu, C. M. 2003 Cognitive behavior therapy for sexual offenders : Current status. *Japanese Journal of Behavior Therapy*, 29, 15-24.

Nezu, C. M., Nezu, A. M., & Arean, P. A. 1991 Assertiveness and problem-solving training for mildly mentally retarded persons with dual diagnosis. *Research in Developmental Disabilities*, 12, 371-386.

大澤香織・金井嘉宏・坂野雄二 2004 ネズ夫妻はどのような臨床研究をしているか 丹野義彦・坂野雄二・長谷川寿一・熊野宏昭・久保木富房（編），認知行動療法の臨床ワークショップ2 金子書房, pp.47-68.

境 泉洋・佐藤 寛・松尾 雅・滝沢瑞枝・富川源太・坂野雄二 2004 軽度うつ症状に対する問題解決療法の有効性：メタ分析による検討 行動療法研究, 30, 43-53.

坂野雄二・金井嘉宏 2004 問題解決療法：ネズ夫妻のワークショップ 丹野義彦・坂野雄二・長谷川寿一・熊野宏昭・久保木富房（編），認知行動療法の臨床ワークショップ2 金子書房 pp.69-112.

リラクセーション法

坂入洋右

リラクセーション法について論じる際に，以下の2タイプを区別する必要がある．
① 音楽，香り，水などの外的な刺激により，心身のリラックス状態を即効的にもたらそうとするもの
② 一定期間の練習を積んで，骨格筋を緩めたり，呼吸を調整したり，自律神経系の過剰興奮を抑制したりして心身の状態を調整するセルフコントロールのスキルを向上させ，心身の状態や特性に長期的に変化をもたらそうとするもの

このコラムでは，不安の低減効果が多くの研究で確認されている自律訓練法や瞑想法や筋弛緩法などのタイプ②の技法を取り上げ，それらの有効性を実証的に研究するための課題を提示する．タイプ①の場合は効果の実証的検討が比較的容易だが，練習期間を必要とし指導手続きが複雑なタイプ②の技法に関しては，有効性を検証するために解決すべき多くの課題がある．少なくとも独立変数としての「技法（実践法および指導法）」と従属変数としての「リラクセーション効果」を明確に規定することが不可欠であり，それらを曖昧にしたまま"実証的"なデータを収集しても，有益な知見を得ることは期待できない．

技法（詳細な指導法）の規定

1970年代に瞑想法の心理生理的効果に関する数量的研究が盛んに行われたが，Meditationという用語が，座禅からヨーガまで手続きの異なる多様な技法の総称として曖昧に用いられていたため，具体的な技法の有効性を比較検討することは困難であった．しかし，瞑想法の指導手続きが7つのステップとして標準化されており研究論文が多かったTM（Transcendental Meditation）に関しては，メタ分析による検討も進められた．一貫して確認されたのは特性不安水準の低減効果であり（坂入，1999参照），Eppley, et al.（1989）はTMの効果サイズが統制群より0.70大きかったことを報告している．TMの指導法は非公開だが，Carrington（1978）によって臨床標準瞑想法として公刊された指導マニュアルに詳細に記載されている．

自律訓練法については，Stetter & Kupper（2002）がメタ分析を用いて様々な疾病に対する有効性の検討をしているが，不安障害（特性不安水準の低減効果）に対する効果サイズは統制群よりも0.95大きく，他の技法（筋弛緩法，バイオフィードバックなど）と差がなかったことを報告している．自律訓練法は元々技法が体系化されているが，日本自律訓練学会（2004）から標準テキストが発行されたので，今後さらに指導法の標準化が進むことが期待される．テキストでは，自律訓練法標準練習の実施法は，1～2分の練習と消去動作（ストレッチ）を続けて3回繰り返す方法が基準として示されている．この方法では心身の弛緩と筋活動が交互に繰り返されるため，リラクセーションの感覚が得られやすい．とはいえ，自律訓練法は技法を習得するために少なくとも1～2カ月の練習期間が必要となるので，短期間でのリラクセーション効果が必要な場合は，簡易的な筋弛緩法や呼吸法を技法として選択する方が適切だと思われる．

リラクセーション効果の規定

　先に述べたように，タイプ①の技法には心身の不安・緊張状態を緩和する即効的な効果が求められ，タイプ②の技法には心身の不安・緊張のセルフコントロールスキルの習得による長期的な効果が期待される．技法の有効性を判断するには，使用目的に応じて適した指標を選択する必要がある．リラクセーション法を実施したからといって，単純に不安が低減するわけではない．たとえば，自律訓練法や瞑想法では，実施中に逆に不安が増大する現象が多く見られ（練習者の20～40％），弛緩（リラクセーション）起因性不安として知られている．しかし，この体験は指導者の適切な介入があれば不安反応へのエクスポージャーとして活用することが可能であり，不安障害の治療に有益なものとなる（坂入，1995）．

　今後の課題として，リラクセーションの考え方自体を再検討する必要がある．リラクセーションを，心理生理的覚醒水準の低下や全身の筋弛緩と結びつけて考えるだけでは，不安のない落ち着いた状態とだらけて活力のない状態を区別することができない．身体的にも心理的にも，不快な覚醒（不安）と快適な覚醒（活力）を分けて扱うべきである．筋弛緩に関していえば，たとえば座禅の姿勢では，肩や表情の筋は弛緩しているが，脚は組まれ背筋は伸びている．臨床実践の経験からも，不安に関連する筋（僧坊筋，皺眉筋，おとがい筋など）と活力に関連する筋（抗重力筋）があるという仮説が成り立ち，現在その実証的な検討に取り組んでいる．心理状態（心理的覚醒）に関しても，リラクセーション効果の検討には，覚醒水準の上昇に伴って不快度が増加するネガティブ（緊張）覚醒と覚醒水準の上昇に伴って快適度が増加するポジティブ（エネルギー）覚醒を分けて測定すべきだと考え，簡便

な指標として二次元気分尺度（坂入・征矢，2003）を開発した．筋弛緩法・呼吸法・自律訓練法などの実施中のリラクセーション効果は，単純な覚醒水準の低下ととらえるよりも，「アクティベーション（筋緊張・吸気・消去動作）によるポジティブ覚醒の上昇とリラクセーション（筋弛緩・呼気・重感温感練習）によるネガティブ覚醒の低下の繰り返しによる快適度の上昇」と規定して検討することが有効だと考えている．

Carrington, P. 1978 *Clinically Standardized Meditation (CSM): Instructor's manual.* Pace Educational Systems.

Eppley, K. R., Abrams, A. I., & Shear, J. 1989 Differential effects of relaxation techniques on trait anxiety: A meta-analysis. *Journal of Clinical Psychology*, 45, 957-974.

日本自律訓練学会 2004 標準自律訓練法テキスト．自律訓練研究，24（別冊），1-29.

坂入洋右 1995 自律訓練中に不安反応が生じる患者の特性と不安反応への対応．自律訓練研究，15 (1), 30-39.

坂入洋右 1999 瞑想法の不安低減効果に関する健康心理学的研究．風間書房．

坂入洋右・征矢英昭 2003 新しい感性指標：運動時の気分測定．体育の科学，53，845-850.

Stetter, F. & Kupper, S. 2002 Autogenic Training: A meta-analysis of clinical outcome studies. *Applied Psychophysiology and Biofeedback*, 27, 45-98.

あとがき

杉浦義典・丹野義彦・坂野雄二

　第1章で述べたように，実証（エビデンス）にもとづく実践，DSMに基づいた診断，認知行動療法，生物・心理・社会モデルは，世界のスタンダードである．さらに，本書を通読していただいて，最先端の研究は次の段階に突入していることがお分かりいただけたであろう．

● 実証（エビデンス）にもとづく実践は現在進行形

　エビデンスというものは決して固定されたものではない．ベストなエビデンスは常に更新される．各章では，それぞれの問題に対する水のしたたるような新鮮な効果研究の成果がレビューされている．それと同時にその限界を踏まえて，さらに効果的な介入やより低コストな介入が模索される．例えば，パニック障害は認知行動療法が著効する例であるが，治療への動機づけの向上とコスト低減を目指した集団認知行動療法が検討されている（第2章）．より効果的な介入のあくなき追究は，一人一人のクライエントに向き合い，すべての人を援助したいという臨床家の目標と同じことである．

● 新たなタクソノミーに向けて

　本書では，DSMの診断カテゴリを越えたタクソノミーが随所で試みられている．これは，診断カテゴリを越えたスペクトラム仮説に代表される．具体的には，強迫スペクトラム（第3章），社会不安スペクトラム（第4章），トラウマ・スペクトラム（第5章），子どもの不安障害の共通要因に関する共分散構造モデル（第7章），不安と抑うつの共通要因と特異的要因の共分散構造モデル（第8章）などである．さらに，同じ診断カテゴリの中のサブタイプという視点も重要である．DSMは，純粋に記述的な立場を取ることで，専門家相互の意

思疎通の向上と，旧態依然とした理論からの脱却をはかった．この目的がある程度達成された段階に至って，改めて疫学的研究や病理モデルに基づいた分類が提示されてきているのである．

診断カテゴリ間の共通因子を探ろうとする方向性は，臨床心理学とパーソナリティ研究のインターフェースが実り多いことを示唆している．例えば，福井のDACモデルや，そこで引用されている不安障害の因子分析研究，また石川による子どもの不安障害の因果モデルは，アイゼンクの神経症傾向というパーソナリティ因子を思い出させる．Paul SalkovskisやDavid M. Clarkなど，不安障害研究の立役者たちが活躍するロンドンのモーズレー病院で，不安の行動療法と生物学的基盤までをも視野に入れた壮大なパーソナリティ理論を打ち立てたのは，アイゼンクその人である．DSMによって個別化された不安障害を再び統合する動きが出ていることは，アイゼンクへの回帰かもしれない．マインドフルネスなどが個別の障害に汎用的な効果を示すことや，情動障害に共通の治療プロトコルを開発しようとする動きも（第4章参照），個別化と統合という大きなサイクルで理論が発展していることの現れだろう．共通要因の検討に，共分散構造分析が活躍しているのも興味深い．

● 認知行動療法はなぜ奏功するのか

不安障害の研究は基礎理論との強い結び付きを背景に発展してきた．しかしながら，不安障害の治療成績は，特定の恐怖症を除いてここ30年以上，効果量の向上をみていないというメタ分析の結果もある（Öst, 2002）．新しい理論や技法の探索が求められている所以である．例えば，外傷後ストレス障害（PTSD）への介入として有力視されている眼球運動による脱感作と再処理法（EMDR）がなぜ奏功するのかといった研究の展開に期待したい．

一方で，エクスポージャーやリラクセーションは伝統のある技法である．しかし，これらが理論の変遷を越えて用いられているという事実は，「技法と理論がどのように結び付いているか？」という問いを提示する．Salkovskis (2002)は効果研究だけでは，技法の背景にある理論の正しさは証明できないとしている．このように，伝統のある学習理論やエクスポージャーのメカニズムについても更なる基礎研究が必要なのである．本書の各章には，認知行動療

法の基礎メカニズムを探るためのヒントがちりばめられている．例えば，エクスポージャーの原理も馴化（コラム3）のみならず，行動実験として信念の修正に寄与するという考えもある．第6章では，エクスポージャーの原理の説明として代表的な情動処理モデルとその限界について論じられている．

　認知行動療法では，行動療法，認知療法につづく第三世代と呼ばれるマインドフルネスといった方法が注目を集めている（第4章，第10章，Hayes et al., 2004）．第二世代とされる認知理論では否定的で不適応な認知を修正することに重点がおかれていたのに対して，第三世代では，否定的な認知から距離をおき，それを事実と見なさないようにすることを重視する．そのために，自分の呼吸に優しい注意を向けるマインドフルネス瞑想などの技法を用いる．また，否定的な認知や感情の低減よりも，その個人にとって価値ある人生を送れるかどうかを重視する．第三世代の認知行動療法では，エクスポージャーを否定的な認知や感情の低減よりも，個人にとっての価値を実現するための行動として位置づけている．例えば，社会不安であれば，他者から否定的に評価されるという心配を反証するためよりも，それまで避けていた対人関係を充実させる機会と捉えるのである．「第三世代」という名称は「旧来の」認知行動療法にとって代わろうとする勢いを感じさせる．しかし，この流れがどの程度「革命」や「パラダイムシフト」であるかどうかは，まだまだ検討が必要である．ただ，治療効果の向上と普及のための熱い努力が繰り広げられているという事実は確認しておきたい．

●**生物・心理・社会モデルのさらなる発展**

　本書では，脳科学の知見が随所に登場している一方，社会的視点の不足への言及がみられた．原井は，社会不安障害が，その名前にも関わらず「社会」心理学的研究が欠如していると指摘している．また，堀越は強迫性障害へ家族療法やグループ療法で挑戦することをすすめている．「社会」は意外と盲点のようである．

　本書にインスパイアされた方が一人でも多く，実証（エビデンス）にもとづく不安障害の臨床心理学に参入されることを祈ってやまない．

Hayes, S. C., Follette, V. M., & Linehan, M. M. (Eds.) 2004 *Mindfulness and acceptance: Expanding the cognitive-behavioral tradition.* Guilford.（春木　豊（監修）・武藤　崇・伊藤義徳・杉浦義典（監訳）　2005　マインドフルネスとアクセプタンス．ブレーン出版．）

Öst, L.-G.　2002　CBT for Anxiety Disorders : What progress have we made after 35 years of randomized clinical trials? Keynote Address, British Association for Behavioural and Cognitive Psychotherapies. Warwick, U. K.

Salkovskis, P. M.　2002　Empirically grounded clinical interventions : Cognitive-behavioural therapy progresses through a multi-dimensional approach to clinical science. *Behavioural and Cognitive Psychotherapy*, 30, 3-9.

索 引

あ 行

アセスメントツール　148
アクセプタンス　68, 200
アナログ研究　141
安全希求行動（安全確保行動）　31, 62, 185, 196, 200
アンヘドニア　160
イメージ曝露（エクスポージャー）　80, 84, 85, 126, 131
インビボ（in vivo）エクスポージャー　18, 24, 25, 46, 83, 119, 126, 131
疫学的地域　110
エクスポージャー（法）　5, 7, 8, 18, 66, 119, 120, 125-127, 131, 144, 152, 212, →曝露（療法）
オープントライアル　184
応用リラクセーション法　19
オペラント条件づけ　16

か 行

外傷後ストレス障害（PTSD）　1, 2, 3, 6, 7, 75-100, 102, 126, 128, 216
階層表　125
海馬　170
回避（行動）　16, 193
回避的対処　194
解離性障害　3, 78, 102
学習性無力感理論　167
確認行為　196
過剰不安障害　135
家族療法　68
過敏性腸症候群　183, 185
がん　187, 208
慣化　119, 125, →ハビチュエーション
感情ネットワーク　194
冠動脈疾患　188
記憶ネットワーク　119

儀式　40
帰属スタイル　168
気晴らし　→ディストラクション
気分障害　8
気分情報仮説　196
虐待　78, 102
筋弛緩法　211
急性ストレス症状（障害）（ASD）　1, 103, 114
強迫観念　38, 39, 196
強迫行為　38, 40
強迫スペクトラム（障害）　42, 215
強迫性障害（OCD）　2, 3, 7, 31, 37-53, 196
強迫性人格障害　41
恐怖症　1
恐怖条件づけ　114
共分散構造分析　169
筋弛緩法　24, 125, →リラクセーション
グループ認知行動療法　33-36, →集団認知行動療法
系統的脱感作法　45, 125
血液・注射・外傷型（恐怖症）　112, 116, 120
血管迷走神経性失神　113
健康不安　→心気症
現実曝露療法　→インビボエクスポージャー
効果量（ES）　4, 85
構成概念妥当性　159
肯定的感情　158
行動実験　20, 30, 179
行動療法　5, 103, 104, 184
行動療法の第3の波　68
古典的条件づけ（理論）　16, 114
子どもの不安障害　3, 8, 135-151, 215
コンピューター・アシスティド・カウンセリング　169
コンピューターCBT　26

さ 行

再評価 31
サブタイプ（強迫性障害の） 43, 59
三環系抗うつ薬 163
3構造モデル 164
弛緩起因性不安 212, →リラクセーション起因性不安
思考抑制 194
自己開示法 128-130
自己教示訓練 105
自己効力感 121
自己陳述 145, 147
自然環境型（恐怖症） 112
児童期不安障害の認知行動モデル 145
自動思考 19, 166
児童用自己陳述尺度 145
児童用認知の誤り尺度 144
社会恐怖 →社会不安障害
社会的スキル 142, 153
社会不安障害（SAD） 1, 3, 7, 31, 33, 55-73, 103, 135, 208
社会不安スペクトラム 60, 215
集団認知行動療法（CBGT） 23-25, 32, 33, 140, →グループ認知行動療法
主観的障害単位 25
準備性（仮説） 65, 116, 117
消去 18
状況型（恐怖症） 113
条件刺激（CS） 16, 115
条件反応（CR） 16, 115
情動障害理論 163, 170
情動焦点型対処 106, 198
情動処理（理論） 8, 119, 194
情動知能 199
書痙 183
自律訓練法 181, 184, 212
自律神経系過覚醒 164
進化論的説明 116
心気症 3, 9, 177-181
「神経症」 1, 2, 3, 176
心身症 182
心臓病 188
身体化障害 176
身体醜形障害 176
身体表現性障害 3, 9, 176-191
心的外傷 →トラウマ
心配 197
信頼性 159
心理教育 19
随伴性認知 115
推論の誤り 166
ストレス 105, 182
ストレス関連障害 182-186
ストレス対処 3, 9, 107, 184, 193-206
ストレス免疫訓練（法）（SIT） 82, 105-107
スペンス児童用不安尺度（SCAS） 141, 148
生体情報理論 119
精神分析 45, 47
性的加害者 209
生物・心理・社会モデル 5, 27
接近型対処 193, 195
セルフエフィカシー 121
セルフコントロール 211
漸進的筋弛緩法 19, →リラクセーション
全般性不安障害（GAD） 1, 2, 58, 59, 135, 165, 197, 201
ソーシャルワーカー 6

た 行

体系的な推論の誤り 144
対処方略 193
対人恐怖症 61, 62
対人不安 7
大脳辺縁系 170
溜め込み 41
ディストラクション（気ばらし） 120, 194, 195
転換性障害 176
統制スタイル 167
疼痛性障害 176
動物型（恐怖症） 111, 118

特定の恐怖症　1, 8, 109-122
トラウマ　2, 6, 84, 128
トラウマ・スペクトル障害群　7, 77, 78, 215

な行

二次的な不安　183
認知行動療法（CBT）　5, 9, 15, 21, 22, 26, 46, 85, 104, 138, 152, 178, 199, 217
認知的再体制化（再構成）　7, 17, 20, 30, 83, 105, 120, 126
認知の再評価　129
認知的統制尺度　202
認知内容特異性仮説（ベック）　166
認知の誤り　144
認知モデル　30
認知療法（CT）　19, 30-32, 80
認知論的　115
ネガティブなライフイベント　167

は行

バーチャルリアリティ（療法）　131-133
パイチャートテクニック　179, 180
破局的解釈　15, 20
曝露反応妨害法（ERP）　31, 45-50, 186
曝露療法（ET）　5, 33, 43, 44, 80, 83, 86, →エクスポージャー
パッケージ療法　106
パニック障害　1, 3, 7, 13-29, 30, 103, 199, 200
パニック発作　13, 14, 16, 31, 194
パニック発作の認知モデル　15
ハビチュエーション（馴化・慣化）　125, 217
パブロフ型条件づけ　114, 115
ハミルトン尺度　166
ビジラント　160
筆記　128
引っ込み思案行動　141
否定的感情　158
広場恐怖　1, 7, 13-18, 58, 164, 208
不安階層表　18

不安緩和理論　38, 39
不安障害（の概念）　1, 3
不安スキーマ　166
プライマリケア　26, 177, 187
フラッシュバック　2, 75
フラッディング　45, 66
孵卵　115
ブレインストーミング　208
分離不安障害　135
ベンゾジアゼピン　163
扁桃核　170
弁別的妥当性　157

ま行

マインドフルネス　68, 200
慢性的なトラウマ　77
無作為割りつけ対照実験（RCT）　4, 34, 138, 148, 169
無条件刺激（UCS）　16, 115, 116
無条件反応　16
無力感−絶望感モデル（アロイ）　167
瞑想法　201, 211
メタ分析　4, 34, 47, 86, 128, 211
モデリング　33, 105
問題解決療法　207-210
問題焦点型対処　105

や行

薬物療法　5, 15, 21, 26, 27, 31, 49, 66-68, 136, 163, 184, 208
予期的バイアス　115
予期不安　13, 17
抑圧　194
抑うつ　3, 5, 8, 21, 157-173
抑うつスキーマ　166

ら行

リエゾン臨床心理学　189
リラクセーション（法）　7, 18, 106, 125, 152, 181, 184, 211-213
リラクセーション起因性不安　212, →弛緩起因性不安

リラクセーション効果　211

A〜Z

Adjective Checklist方式　158
ASD　→急性ストレス障害
blunting　195
CBT　→認知行動療法
CCL　166
comorbidity　58
DAC モデル　168, 169, 216
DAMS　158, 169
DSM　2, 3, 59, 60, 62, 66, 76, 109, 110, 135, 157, 160-163, 176, 215
EMDR　7, 77, 78, 81, 84-96, 102-105
ERP　→曝露反応妨害法
GAD　→全般性不安障害

JIBT　169
LSAS　62
MEDLINE　34
MBSS　195
monitoring　195
OCD　→強迫性障害
PsychINFO　55
PubMed　55
QOL　175, 187
SAD　→社会不安障害
SIT　→ストレス免疫訓練
SSRI　7, 8, 41, 58, 65, 66, 164
TM　211, →瞑想法
UCS　→無条件刺激
RCT　→無作為割りつけ対照実験

[編者紹介]

坂野雄二（さかの・ゆうじ）　北海道医療大学心理科学部教授．主要著書に『認知行動療法』（日本評論社, 1995 年），『臨床心理学』（共著, 有斐閣, 1996 年），『人は何故人を恐れるか』（日本評論社, 2000 年）ほか．

丹野義彦（たんの・よしひこ）　東京大学大学院総合文化研究科助教授．主要著書に『講座 臨床心理学』（全 6 巻, 共編著, 2001〜2002 年），『自分のこころからよむ臨床心理学入門』（共著, 東京大学出版会, 2001 年）ほか．

杉浦義典（すぎうら・よしのり）　信州大学人文学部助教授．主要著書に *Problem-solving Model of Worrying* (Kazama Shobo, 2005), *Progress in Buddhist Psychology*（分担執筆, Taos Institute Publication, 印刷中）ほか．

[著者紹介]（五十音順）

飯倉康郎（いいくら・やすろう）　独立行政法人国立病院機構肥前精神医療センター精神科医長．主要著書に『強迫性障害の治療ガイド』（二瓶社, 1999 年），『強迫性障害の行動療法』（金剛出版, 2005 年）ほか．

石川信一（いしかわ・しんいち）　宮崎大学教育文化学部講師．主要論文に「児童における自己陳述と不安症状の関連」（共著,『行動療法研究』, 31 巻 1 号, 2005 年），「児童における不安症状と行動的特徴の関連——教師の視点からみた児童の社会的スキルについて」（共著,『カウンセリング研究』38 巻 1 号, 2005 年）ほか．

市井雅哉（いちい・まさや）　兵庫教育大学大学院教授．主要著書・論文に『臨床精神医学講座 Special Issue6 外傷後ストレス障害』（分担執筆, 中山書店, 2000 年），「EMDR による外傷記憶の取り扱い——隔絶した自我状態をどうつなぐか」（『催眠と科学』20 巻, 2005 年）ほか．

井上和臣（いのうえ・かずおみ）　鳴門教育大学教育臨床講座教授．主要著書に『認知療法への招待 改訂 4 版』（金芳堂, 2006 年），『新世紀の精神科治療 9 薬物療法と心理社会療法の統合』（分担執筆, 中山書店, 2003 年）ほか．

岩永　誠（いわなが・まこと）　広島大学大学院総合科学研究科助教授．主要著書・論文に『ワークストレスの行動科学』（共編著, 北大路書房, 2003 年），Coping availability and stress reduction for optimistic and pessimistic individuals（共著, *Personality and Individual Differences*, 36, 2004）ほか．

大澤香織（おおさわ・かおり）　国立精神・神経センター精神保健研究所成人精神保健部協力研究員．主要著書・論文に『認知行動療法の臨床ワークショップ 2』（分担執筆, 金子書房, 2004 年），「行動療法と認知行動療法」（共著,『日本心療内科学会誌』8 号, 2004 年）ほか．

執筆者紹介

金井嘉宏（かない・よしひろ）　広島大学大学院総合科学研究科助手．主要論文に「問題解決療法」（『こころの科学』121 号，2005 年），「社会不安者のコーピングスタイル——大学生を対象としたアナログ研究」（共著，『ストレス科学』20 号，2005 年）ほか．

坂入洋右（さかいり・ようすけ）　筑波大学大学院人間総合科学研究科助教授．主要著書・論文に『瞑想法の不安低減効果に関する健康心理学的研究』（風間書房，1999 年），「心と体をほぐす"力を育む"ための自律訓練法」（『自律訓練研究』23 号，2004 年）ほか．

佐藤健二（さとう・けんじ）　徳島大学大学院人間・自然環境研究科助教授．主要著書に『はじめての臨床社会心理学——自己と対人関係から読み解く臨床心理学』（共編著，有斐閣，2004 年），『PTSD——人は傷つくとどうなるか』（分担執筆，日本評論社，2001 年）ほか．

佐藤正二（さとう・しょうじ）　宮崎大学教育文化学部教授．主要著書に『実践！ソーシャルスキル教育　小学校』（共編著，図書文化社，2005 年），『学校におけるSST 実践ガイド』（共編著，金剛出版，2006 年）ほか．

佐藤容子（さとう・ようこ）　宮崎大学教育文化学部教授．主要著書に『学校におけるSST 実践ガイド』（共編著，金剛出版，2006 年）ほか．

嶋田洋徳（しまだ・ひろのり）　早稲田大学人間科学学術院助教授．主要著書に『学校，職場，地域におけるストレスマネジメント実践マニュアル』（共編著，北大路書房，2004 年），『小中学生の心理的ストレスと学校不適応に関する研究』（風間書房，1998 年）ほか．

鈴木伸一（すずき・しんいち）　広島大学大学院心理臨床教育研究センター助教授．主要著書に『実践家のための認知行動療法テクニックガイド』（共編著，北大路書房，2005 年），『学校，職場，地域におけるストレスマネジメント実践マニュアル』（共編著，北大路書房，2004 年）ほか．

陳　峻雯（ちん・しゅんぶん）　東海女子大学人間関係学部講師．主要著書に『パニック障害に対する集団認知行動療法』（風間書房，2003 年）ほか．

原井宏明（はらい・ひろあき）　独立行政法人国立病院機構菊池病院臨床研究部長．主要著書・論文に「社会不安障害の薬物療法のエビデンス」（共著，『臨床精神薬理』6 巻 10 号，2003 年），『社会不安障害治療のストラテジー』（分担執筆・共著，先端医学社，2005 年）ほか．

福井　至（ふくい・いたる）　東京家政大学文学部助教授．主要著書に『抑うつと不安の関係を説明する認知行動モデル』（風間書房，2002 年），『認知行動療法・実践カード』（こころネット，2004 年）ほか．

執筆者紹介

古川壽亮（ふるかわ・としあき）　名古屋市立大学大学院医学研究科教授．主要著書・論文に『エビデンス精神医療——EBP の基礎から臨床まで』（医学書院，2000 年），Psychotherapy plus antidepressant for panic disorder with or without agoraphobia : Systematic review（共著，*British Journal of Psychiatry*, 188, 2006）ほか．

堀越　勝（ほりこし・まさる）　筑波大学大学院講師．主要著書・論文に「強迫性障害」（『現代のエスプリ別冊　エビデンス・ベースト・カウンセリング』，2004 年），『強迫性障害治療ハンドブック』（分担執筆，金剛出版，2006 年）ほか．

宮野秀市（みやの・ひでいち）　宮崎大学安全衛生保健センター清武分室講師．主要論文に「簡易型 VR エクスポージャーの試み——雷恐怖症の 1 症例」（共著，『行動療法研究』26 巻 2 号，2000 年），「VR を利用した心理療法——VR エクスポージャーによる恐怖症の治療」（『画像ラボ』，14 巻 9 号，2003 年）ほか．

[叢書 実証にもとづく臨床心理学]
不安障害の臨床心理学

2006 年 9 月 26 日 初 版

[検印廃止]

編 者　坂野雄二・丹野義彦・杉浦義典

発行所　財団法人　東京大学出版会
代表者　岡本和夫
113-8654 東京都文京区本郷 7-3-1 東大構内
電話 03-3811-8814　Fax 03-3812-6958
振替 00160-6-59964

印刷所　大日本法令印刷株式会社
製本所　矢嶋製本印刷株式会社

© 2006　Sakano, Y., Tanno, Y., & Sugiura, Y., editors
ISBN 4-13-011120-5　Printed in Japan

Ⓡ 〈日本複写権センター委託出版物〉
本書の全部または一部を無断で複写複製(コピー)することは，著作権法上での例外を除き，禁じられています．本書からの複写を希望される場合は，日本複写権センター（03-3401-2382）にご連絡ください．

叢書 実証にもとづく臨床心理学

統合失調症の臨床心理学	横田正夫・丹野義彦・石垣琢麿編	A5・3600円
抑うつの臨床心理学	坂本真士・丹野義彦・大野　裕編	A5・3400円
不安障害の臨床心理学	坂野雄二・丹野義彦・杉浦義典編	A5・3600円

［以下続刊］

自己注目と抑うつの社会心理学	坂本真士著	A5・3500円
自分のこころからよむ臨床心理学入門	丹野・坂本著	A5・2400円
幻聴と妄想の認知臨床心理学	石垣琢麿著	A5・4400円
認知臨床心理学入門	ドライデン，レントゥル編著／丹野義彦監訳	A5・4000円
カウンセリングを学ぶ	佐治守夫・岡村達也・保坂亨著	A5・2800円

講座　臨床心理学　下山晴彦・丹野義彦編　　各A5・3500円

- 1巻　臨床心理学とは何か
- 2巻　臨床心理学研究
- 3巻　異常心理学Ⅰ（総論，不安障害，発達）
- 4巻　異常心理学Ⅱ（人格障害，抑うつ，統合失調症）
- 5巻　発達臨床心理学
- 6巻　社会臨床心理学

ここに表示された価格は本体価格です．御購入の際には消費税が加算されますので御了承下さい．